打死不痴呆

嚴浩秘方

嚴浩 編著

自序

美國腫瘤醫學博士*Dr. William Li*和他的團隊證實，人類有七十種病可以用食療方法治好，其中包括癌症、中風、皮膚病、糖尿病、心臟病等等，他曾經被邀請去*Ted Hall*做學術性演講，是對他的公開肯定。

人類沒有完美的醫學，各種治療方法互相彌補。西醫是堵截，中醫是調理，食療是復原。食療根據的是什麼？簡單來說，就是細胞營養學。譬如腦退化症，世界上越來越多的研究也證明了營養均衡與大腦健康的關係，腸道與消化健康會直接影響大腦的運作，大腦的邏輯思維、情緒、分析力、記憶……都受到腸道健康影響。這本書在「腦退化」欄目下的一系列文章中，會通過一個真實的個案抽絲剝繭地探討腦退化症的起因、症狀、與解決的方法，當然都配以一系列的食療。

這本書一如既往立足在真實個案，通過與讀者的互動，分享用食療改善健康的第一手經驗。手術後的護理並非西醫的專長，自然療法怎樣填補空白？為什麼我們會在午飯後渴睡得睜不開眼？你可知道：你的孩子可能每天都在食物的浮沙中賭明天的健康嗎？現代人最怕肥帶來的病痛，但你可知道：一點油也不碰的減肥達人一樣會得脂肪肝？不喝酒、不抽煙、飲食健康的乖寶寶也一樣會得脂肪肝？肝是絕對得罪不起，但卻最容易被我們得罪。

這本書也教你「無飢餓減肥法」，與你分享「新興超級食物」，還有改善無藥可治的「睡眠窒息症」方法——這也是個真實個案，那個患者就是我自己！

目錄

2 自序

8 Part 1 遠離腦退化第一秘方：腸道健康

9 每三秒多一個失智症
10 大腦問題是飲食問題
12 四種對腦退化有益的食物
13 為多病晚年減少痛苦
15 億元買不到清醒
17 測試你有沒有失智
19 痴呆症不再成因未明
21 善待腸道不會痴呆
23 證實益生菌戰勝痴呆
25 睡眠障礙與腦退化有關係
27 十個簡單任務
29 牙周病與痴呆症
31 長出萬千健康腦細胞方法
32 「健康麻將」真的健康？
34 日吃三個蘋果變聰明
36 十二分鐘活化大腦
38 不認老，不失智！
40 一冥想就睡着了
41 消化系統老化 可以引致多種疾病
43 選擇好脂肪，重新學做人的機會

46 Part 2 遠離腦退化第二秘方：睡眠排毒

47 腦退化與睡眠質素有關
48 大腦每天生產多少廢物？
50 腦細胞睡眠時縮小60%
52 白天開P，晚上打掃
54 找不到回家的路
55 紅歌星自殺起因
57 改善睡眠的食療
58 阿茲海默症患者嗜甜
60 年輕二十歲的腦力恢復法
61 自癒是大腦的本能
63 你懂得為身體排毒嗎？
65 人人都應該是大導演

66 Part 3 不痴呆減壓秘方：適當飲食

67 年紀大，不痴呆！
69 健腦計劃
70 不要長期活在壓力下
72 終生好學不痴呆！
74 五官並用不痴呆！
75 閉上眼睛吃飯不痴呆
77 從小早睡不痴呆！
79 每日運動不痴呆！
81 改善大腦秘方
83 每天吃粗糧不痴呆！
84 三餐有「營」保大腦健康
86 認識大腦的食糧
87 補腦要素B_{12}
89 Omega-3對大腦有裨益
90 藍莓、乳酪抗氧化
92 吃甚麼思考會更敏銳？
95 請大家一起做診斷
96 以食療改善膝痛
97 想醒目，先照顧好腸
99 腦退化食療秘方
101 主動積極面對腦退化
103 有益大腦和心臟的食物
104 六秘方減低壓力荷爾蒙
106 五十歲以後順應生理時鐘
108 肌肉是你的保護神
110 終日疲勞無心機
111 壓力引致感冒又乾咳
113 腦電波分秒影響我們
115 年紀愈大脾氣愈臭？
116 運動大腦「手指操」

118 Part 4 孩子食物中的陷阱

119 油炸食物食壞腦
121 非常毒的即食麵
123 即食麵難消化的真相

124 好味柴魚昆布高湯蕎麥麵
126 可樂上癮很痛苦
128 巧克力的陷阱
130 必須盡量避開的食物
132 餐桌上的新興食物

Part 5 「飯後渴睡症」抽絲剝繭 134

136 食完飯之後渴睡
137 炸雞髀會引起頭痕？
138 餐後渴睡三種食物有罪
140 炸雞髀引起頭痕的內幕
142 餐後渴睡一刀切
143 嚴重飯後渴睡症
145 午餐肉與奶茶的秘密
146 奶茶是前列腺殺手
148 曾經年少不懂愛自己

Part 6 抗衰老的健康衛士：鋅 150

151 自然療法填補醫藥空白
154 男女老幼都需要鋅
156 缺鋅大件事！
158 因缺乏而「過多」的胃酸
160 「去磷」才可吸收鋅
162 酵素儲得愈多愈健康

Part 7 消脂排毒要護肝 164

165 不可得罪肝
166 脂肪肝從何而來
168 這樣喝酒保護肝
170 瘦人一樣會有脂肪肝
172 脂肪肝的元兇是飲食習慣
174 改善脂肪肝的秘方

176 肝細胞的秘密社會
178 經常失眠引起脂肪肝
180 飢餓引起脂肪肝

182
Part 8 好油助瘦身 無餓減肥法

183 衝動型減肥很危險
184 油脂竟然可以減肥！
186 減肥不應怕油脂
188 明明是油，卻可減肥？
190 吃這些油會健康地瘦
192 益生菌也在做酥油！
194 你知道這種超級食物嗎？
196 好味減肥酥油莧菜籽飯！
198 擔心少吃肉營養不足
199 肥膏、宿便永離我
201 新興食物無餓減肥法
204 餐桌上最健康的食物組合
206 空肚飲咖啡遏制飢餓？
208 脱脂換骨飲食法

210
Part 9 改善睡眠窒息 飲食運動雙管齊下

211 我曾經睡眠窒息
212 半夜窒息 與飲酒有關！
214 如何定義睡眠窒息症？
216 我逃過了一刀
218 健康只能內求
220 蜂蜜改善睡眠窒息症
222 洋甘菊蜜是感冒季節聖茶
224 把蜂膠帶到生活中
226 教你這樣吃蒜頭
228 腸道有病 長夜無眠
230 乏鎂導致失眠與焦慮
232 血清素影響你至大
234 薰衣草治打鼾
236 小動作改善睡眠窒息症

Part 1
遠離腦退化
第一秘方：腸道健康

每三秒多一個失智症

來信詢問失智症食療方法的讀者愈來愈多。我上網輸入「香港失智症」和「失智症趨勢」關鍵字，根據香港醫院管理局：「據估計，在香港六十五歲以上的長者中，每一百人便約有五至八人患有認知障礙症，而八十歲以上更有近二至三成的人患上不同程度的認知障礙症。」

這個數字似乎並不起眼，但以下來自「國際失智症協會」（*Alzheimer's Disease International*）的資料則觸目驚心：失智症在全球上升的趨勢已經有如野火燎原般無法控制，花在照顧失智症上的治療成本，總金額竟名列全球第十八大經濟體，超越蘋果和Google的市值！以下是一些細節。

根據二零一五年全球失智症報告：二零一五年，全球有990萬失智症新增病例。在二零一五年，全球失智症患者估計總共有4,680萬人，比起過去，是每二十年多一倍。這個數字的含義是每三秒便多一個新的失智症病患！每三秒多一個與家人、社會和正常的自己愈來愈疏遠的人，每三秒多一個需要家人和社會花時間和金錢去照顧的人！

我曾經報道過，中國已成為糖尿病大國，根據二零一五年的資料：「四年間，中國多了2,200萬糖尿病病人，平均每年增長550萬例，每天增長1.5萬例，每小時增長600例，每分鐘增長十例。」一分鐘60秒，即每十秒多一個糖尿病人，但比起失智症，是每三秒多一個失智症患者！這就是今天人類的健康和生存狀況，而根據不斷湧現的研究資料，這些病在一定程度上都是吃出來的！

每三秒便多一個新的失智症病患！每三秒多一個與家人、社會和正常的自己愈來愈疏遠的人，每三秒多一個需要家人和社會花時間和金錢去照顧的人！

大腦問題是飲食問題

飲食習慣直接影響到大腦的健康，甚至造成失智、腦退化。

不良飲食引起腦部收縮，隨著年齡增長而惡化，醫學期刊《神經病學》

（Neurology）報道，英國愛丁堡大學通過一項有一千名七十歲至七十六歲長者參與的研究，重點分析了參加者的飲食習慣，發現這些飲食不平衡的人，在七十三至七十六歲期間，腦部細胞的容量會損失十八毫克，如果不及時改善飲食，還會每年減少約2%。

年紀大了，腦部不一定會萎縮，老人不一定會變痴呆，絕大部分的情況下，完全看個人飲食與生活方式的配合。愛丁堡大學發現飲食接近「地中海飲食方法」的長者，與傳統英格蘭式飲食長者比較，前者的腦部萎縮情況會減少，腦部細胞損失的速度也會減半。專家的結論是：通過這次研究，可以從參與者的人體證據證明，腦部健康是可以通過正確飲食而得到長期保護的！

失智問題的根源來自飲食，飲食影響腸道中益生菌的健康，最終還是會影響大腦神經，這個關係我早就在專欄中披露過。很多大腦的問題其實是飲食和腸道的問題，我們提倡改變飲食去改變命運，這項研究再次證明我們走的路是正確的。飲食和腸道健康也是多動症自閉症的根源，這項研究結果已經收錄在我的書中；柏金遜症一樣源自飲食和腸道健康，這是又一項有憑據的研究！

專家研究發現，腦部健康是可以通過正確飲食而得到長期保護的！很多大腦的問題其實是飲食和腸道的問題，我們提倡改變飲食去改變命運。

四種**對腦退化有益**的食物

這一系列有關腦退化的分享文章，是應一位讀者的要求而開始的，她的第一封來信問椰子油是否有改善腦退化的作用。

T女士的信中說：「本人是六十八歲的老人，是《晴報》你的忠實讀者，我有輕微的認知障礙的最最最初期，也有胃酸倒流。我記憶中，你曾經推薦過椰子油有治認知障礙的功效，對我的情況有幫助嗎？」

有關椰子油改善腦退化的報道，我已不止一次分享過。幾年前，一位美國兒科專家瑪麗的先生患了腦退化，主流醫生無法治理，瑪麗作為一位醫生博士，開始從食物中尋找療法，結果發現椰子油對腦退化有明顯的改善作用，它的中鏈脂肪酸能轉化為酮，滲透血腦屏障被大腦吸收為能量，為腦部提供重要食糧。椰子油必須是冷榨，亦最好是有機的。

另外亞麻籽油、磷蝦油（Krill Oil）等包含的奧米加3成分，亦為腦細胞提供營養。魚油中也有奧米加3，但磷蝦油比魚油更有利於身體吸收，而且高出十到十五倍之多！（《Lipids》2011 Jan; 46(1): 37-46）抗氧化能力比魚油強四十八倍！根據二零一三年六月八日美國CNN電視台報道，列出了磷蝦油對人體健康的七大好處（7 Potential Benefits of Krill Oil），證實磷蝦油可以改善腦退化、記憶力衰退、幫助睡眠、緩和情緒、風濕性關節炎、濕疹、異位性皮膚炎。建議每天服用兩粒磷蝦油，也服用兩湯匙椰子油，把油混在食物中，或者當作炒菜油，不建議直接食用。請同時服用益生菌，不要忘記以上的七種徵狀都與腸道中的益生菌有關！

為多病晚年減少痛苦

腦退化、柏金遜症、自閉症／多動症等腦疾病愈來愈普遍，也有愈來愈多研究發現，這些腦疾病與飲食和腸道菌叢的平衡有關係。

椰子油的中鏈脂肪酸能轉化為酮，滲透血腦屏障被大腦吸收為能量，為腦部提供重要食糧；冷榨亞麻籽油、磷蝦油等包含的奧米加3成分，亦為腦細胞提供營養。

隨著不健康的飲食與生活方式，患腦退化、柏金遜症的人群逐漸年輕化，不再是老年人的專利，主要徵狀包括手腳震顫、反應與動作遲緩、肌肉僵硬、失去語言能力等，傳統針對大腦的醫藥無法根治。

二零一六年十二月一日，美國《Cell》雜誌刊登一篇重要科學文獻"Gut Microbiota Regulate Motor Deficits and Neuro inflammation in a Model of Parkinson's Disease"明確指出：柏金遜症與腸道裏的微生物變化有關。這一突破性發現可能帶來全新的柏金遜症治療策略，新發現意味著醫生可能要從腸道著手治療柏金遜症，比如調節短鏈脂肪酸水平、服用益生菌或清除有害的微生物。對照現有的療法，新的治療策略容易得多，而且更加安全，副作用更少。

用自然方法治病，自然也大大降低醫療成本，這是我在專欄一直向社會呼籲的醫療改革。我的家人是最佳腦疾病人辦：我大姐可以一次吃完一盒巧克力，二哥可以把月餅當一頓飯吃，三姐長期只喝可樂不喝水，超量的糖分再加上垃圾食品，各種腦疾病很早已經分別上身。

在過去的日子裏，我目睹他們在接受傳統治療的過程中大腦健康反而愈來愈惡化，每天吃一把一把的藥不但無效，連大便也無法排出。終於我讓他們停了大部分藥，加入食療和自然方法，便秘情況很快有改善，腦病徵狀也逐漸開始減輕，情緒好轉，與家人恢復溝通。我不認為我們這家人創造了奇跡，但我為家人多病的晚年減少了痛苦，這點我感恩通過不懈努力所掌握到的健康知識。

億元買不到**清醒**

隨著不健康的飲食與生活方式，患腦退化、柏金遜症的人群逐漸年輕化，不再是老年人的專利。

飲食與生活習慣會造成失智，抽煙更是元兇，根據二零一四年的資料：世衞組織委託國際失智症協會系統性回顧一九九零年以來的四十多份研究，證實抽煙與失智症的關聯，有14%的失智病患可能就是由抽煙所引致的。

國際失智症協會也為社會在治療失智症所花費的成本上，算了一筆帳：二零一五年全球治療成本估計共八千一百八十億美元，二零一八年將增至一兆美元，二零三零年會達兩兆美元！國際失智症協會也把這項開支與世界最強的經濟體比較：蘋果市值七千四百二十億美元，Google市值三千六百八十億美元，比起失智症的八千一百八十億美元，各國在失智症上的花費已經超越蘋果和Google市值，成為名列全球第十八大經濟體！失智症有個新名字叫做「失智海嘯」，從人數上、經濟消耗上，在全球已經失控了。

再看回讀者T女士的來信，她說：「我有輕微的認知障礙最最最初期，有胃酸倒流。我記憶中，你曾經推薦過椰子油有助治療認知障礙，對我的情況有幫助嗎？」

答：「請先告訴我，你為甚麼覺得有失智問題？我也需要知道你平時的飲食習慣，譬如平常愛吃甚麼？幾點睡覺？有沒有運動？在吃甚麼藥？醫生怎麼說？等等。要詳細，謝謝。」

患失智的人愈來愈多，但覺悟到自己開始失智的人並不多，一般是患者家人來信代問，自己發現又肯及時主動關注的人更是鳳毛麟角。我們將會從這封來信中得到很多啟發。

世衛組織委託國際失智症協會系統性回顧一九九零年以來的四十多份研究，證實抽煙與失智症的關聯，有14%的失智病患可能就是由抽煙所引致的。

測試你有沒有失智

出現甚麼徵狀顯示患上認知障礙症？

根據網上「香港醫管局」指示：一、失去短期記憶，經常忘記對話內容或約會；二、對熟悉的工作程序感到困難；三、語言表達及理解出現困難；四、判斷力減退；五、對時間及方向感覺混亂，不知道今天是何年何月何日，不清楚自己在何地；六、思考及計算有困難；七、情緒及行為變幻莫測；八、做事失去主動；九、隨處亂放東西；十、性格改變。

根據台灣《中國醫訊》，極早期的失智症患者容易被醫療系統忽略，因為日常生活可以自行打理，臨床失智評估量表（CDR）評估也只有0.5分。

根據美國聖路易華盛頓大學的AD-8量表顯示，下列八項中如果符合兩項以上，可能有極早期的失智症。

一、判斷力困難，譬如落入圈套或騙局、財務上做出異常的決定、買了對受禮者不合宜的禮物等；

二、對活動和嗜好的興趣降低。如從小就熱愛棒球的人，卻漸漸連棒球新聞也不感興趣；

三、重複相同的問題、故事和陳述；

四、在學習如何使用生活工具、設備等產生困難。如：電視、音響、冷氣機、洗衣機、熱水爐（器）、微波爐、遙控器等；

五、忘記正確的月份和年份。特別是和以前比較，以前可以，但是現在卻無法說出當下正確的年月；

六、處理複雜的財務有困難。如個人或家庭的收支平衡、所得稅、繳費單；

七、記住約會的時間有困難。如向來做事都很謹慎的人，卻忘記了重要的約會時間；

八、有持續的思考和記憶方面的問題。如每天雖經提醒但仍很容易重複忘記同樣類型的事情等。（待續）

失智有跡可尋，香港醫管局、美國聖路易華盛頓大學都指出多項徵狀可供驗證。

痴呆症不再成因未明

丁女士來信說有腦退化跡象：「由二零一四年開始，我的短期記憶差了，總是忘記事物和東西，周時要到處找尋物件。晚上要記起早上的程序，要想很久才能想到。去多間老人中心作簡單測試，滿分三十，但我只得廿六分，我很擔心五年後成了痴呆老人……」

根據香港醫管局對腦退化（認知障礙症）的指引，此症主要可以分為三大類型：

一、阿茲海默症（痴呆症）：是最普遍的類型，成因未明，其衰退是漸進式的；

二、血管性痴呆症：由於腦中風或血管疾病，對腦部造成損壞所致，患者衰退的情況可以來得很急，約佔兩成的認知障礙症患者屬這一類；

三、其他痴呆症：可能因情緒抑鬱、營養不良、甲狀腺分泌失調、藥物中毒等引起，此類患者可以透過服藥來減輕病情。有時候痴呆症亦可能是因為另外一些疾病所引起，例如柏金遜症、愛滋病等等。

T女士沒有第二和三類的前提，是屬於第一類初發性的腦退化，本來「成因未明」，但從世界上愈來愈多最新的研究資料得知，可能是免疫系統失調或紊亂以致影響了大腦。

甚麼是免疫系統？簡單來說，免疫系統是人體抵禦細菌病毒等病原入侵的保衞系統，由不同器官和細胞組成，免疫系統很難通過傳統的精準治療去恢復健康，通常隨著整體健康的改善而改善，其中消化和睡眠好比是免疫系統的前哨，腸道更是重要的戰場。從有腦退化跡象的T女士幾封來信中看到，她反覆提到有消化和睡眠的問題，根據《美國科學人雜誌》二零一七年七月號文章「腸道菌決定一生健康」：「許多科學家懷疑，近年來自體免疫疾病發生率快速上升，與抗生素濫用而導致許多人腸道菌嚴重失衡有關。」濫用抗生素加上不良飲食，加速免疫系統衰退速度，其衰退也是漸進式的，直到完全崩潰！

許多科學家懷疑，近年來自體免疫疾病發生率快速上升，與抗生素濫用而導致許多人腸道菌嚴重失衡有關。

善待腸道不會痴呆

從T女士的幾封來信中，我發現她反覆提到消化和睡眠問題。

第一封寫：「本人是六十八歲的老人，我有輕微的認知障礙的最最最初期，有胃酸倒流。」下一封信：「我實質是七十歲，晚上約六時半吃飯，約凌晨二至四時便會餓醒，感覺胃酸捏住個胃，很不舒服，要馬上吃四塊梳打餅及吃兩粒胃藥，才會覺得舒服。」「我有失眠症已二十年，晚上約十時上床，但一小時後或多些時間才能入睡，如十一時上床也要一小時有多才入睡。約個半鐘便醒一次，是自然醒而不是急小便。」

我在前文報道過，二零一六年十二月一日，美國《*Cell*》雜誌刊登的一篇科學文獻明確指出：柏金遜症與腸道裏的微生物變化有關。今天再引用一篇來自《衰老神經科學前沿》（*Frontiers in Ageing Neuroscience*）有關阿茲海默症與腸道關係的文獻。

這期刊創刊於二零零七年，由兩位瑞士神經病學專家開始，兩年內成為世界性舉足輕重的神經科學權威雜誌，目前有四千位世界頂級神經病學專家共同運作，二零一六年十一月十日刊登了一篇來自伊朗Kashan醫專科大（Kashan University of Medical Sciences）與伊斯蘭Azad大學（Islamic Azad University）共同發表的文獻，這是一項隨機、雙盲、在有控制的環境下進行的臨床試驗，接受試驗者都是具有嚴重的認知功能受損，結論是：「益生菌有助於改善阿茲海默症患者的認知功能」！

這個實驗進行了十二周，評量的內容包括有：說出正確日期、從一百開始以七為一個級距往後倒數、指出物件的正確名稱、重複語句、複製圖像等。

益生菌有助於改善阿茲海默症患者的認知功能！

證實益生菌戰勝痴呆

根據《衰老神經科學前沿》：「益生菌有助於改善阿茲海默症患者的認知功能……此研究還發現，益生菌同時也降低了受試者血中的三酸甘油脂、極低密度脂蛋白（VLDL）、高敏感性C-反應蛋白（hs-CRP），而且胰島素抗性指標也下降。

由此可見，益生菌可能是調整人體新陳代謝的生物機制……由於益生菌對阿茲海默症患者產生影響，這意味著益生菌對其他神經系統疾病或許也有幫助。」

這項研究在嚴格控制的環境下進行了十二周，所有接受試驗者都具有嚴重的認知功能受損，之後發現「飲用益生菌牛奶的受試者，他們的MMSE分數增加，從原本的8.7分提升到10.6分（滿分30分），喝普通牛奶的受試者則沒有進步，分數從8.5分降為8分。雖然進步的幅度不算特別大，但這些實驗結果還是十分重要，因為這是第一個證實益生菌有助於改善人類認知功能的相關研究。」

以上這篇發表於二零一六年十一月十日有關阿茲海默症與腸道關係的文獻，應該是距離目前（二零一七年一月底）世上同類研究中的最新資料。不過，需要注意的是，益生菌有幾百種，目前世界上常作為食用的也有十多種，但這項研究只用了其中常見的四種（分別簡稱為A菌、B菌、C菌和F菌）。這項研究也沒有說明受試者的飲食是否同時也被限制，譬如在這十二周中，限制進食對大腦破壞最嚴重的甜品、反式脂肪，也沒有說明每餐食物的營養組成。

市面上益生菌的產品愈來愈多，可惜大部分產品中的益生菌都無法逃過胃酸和膽汁，以致能夠在小腸和大腸裏存活的菌量很少。有鑑於此，「食療主義」團隊已在兩年前從瑞典找來能針對不同消化問題的四款專利配方益生菌，是不會受潮的「聰明片劑」，能用長時間分解並發揮在腸道最需要的地方。我們的團隊算不得有先見之明，只是兢兢業業，堅持在涉及健康的細節上多考慮一點。

> 市面上益生菌的產品愈來愈多，可惜大部分產品中的益生菌都無法逃過胃酸和膽汁，以致能夠在小腸和大腸裏存活的菌量很少。

睡眠障礙與腦退化有關係

我曾經在二零一六年八月在專欄報道過：阿茲海默症患者的大腦內有類澱粉斑塊沉澱，是腦細胞產生的廢物長期無法排出腦部，造成大腦萎縮。

根據香港醫管局對腦退化的指引：「認知障礙症的真正成因仍不是很清楚，不過研究人員發現，病人的腦部會出現異常的β澱粉樣蛋白質，在腦部沉積成塊狀物，稱為神經斑（*Plaque*），阻礙了神經系統的正常運作，甚至令腦細胞死亡……也發現病人腦細胞內一種稱為“*Tau*”的蛋白質，不知何故出現纏結（*Tangles*）的現象，這現象與腦細胞死亡可能有密切的關係。」

現在，真正成因可能已經被發現，睡眠障礙與腦退化有關係！我在去年八月本專欄中報道：「根據二零一六年五月號的《美國科學人》（*Scientific American*）期刊，這與腦的排毒方法有關係。大腦排毒必須在睡眠時候通過膠淋巴液（又叫腦脊髓液）來沖洗，但為大腦沖洗廢物只發生在熟睡的時候，當打鼾引起睡眠中止，或者失眠、熬夜，腦脊髓液就無法將廢物沖刷出來。」

為甚麼會有睡眠障礙？免疫系統紊亂影響大腦，也同樣影響睡眠！免疫系統與以下系統不停互動：消化、呼吸、神經、肌肉，還有血液循環、水份代謝、胃腸蠕動、消化液的分泌、黏膜的保護、宿便的排除、腸道內的菌叢、酵素及發酵等。當這些功能不調和，你試試回憶最近吃過或者喝過甚麼太辛辣？太熱氣？太寒涼？太補？太飽？太餓？喝太多酒？太少菜？太少脂肪？太多水？太缺水？太甜？血糖太低？以上哪一樣與腸道沒有關係？所以有腦退化問題的人多數先有消化和睡眠問題，與來信詢問失智食療的*T*女士情況基本符合！

有腦退化問題的人多數先有消化和睡眠問題。

十個簡單任務

二零一四年五月，我曾經介紹過一本書：《可以預防腦退化和老年善忘的一百件簡單任務》（100 Simple Things You Can Do to Prevent Alzheimer's and Age-Related Memory Loss），作者Jean Carper在書中道：「有想法認為，腦退化症（阿茲海默症）完全來自遺傳所以不可預防，這是最大的誤解。

腦退化症就像心臟病和癌症，通過經年累月發展而來，受生活方式與飲食影響，包括膽固醇、血壓、肥胖、癌症、憂鬱、教育、營養、睡眠、腦力、體力和社交活動等。好消息是：大量的研究指出，只要每日做一些簡單小事，就有可能把發病機會降低……」

以下是其中最值得推薦的十項，先談兩項：

一、**喝咖啡**。根據歐洲大量新的研究表明，中年時每日飲三至五杯咖啡，晚年時出現腦退化症的風險可以下降65%。美國南佛羅里達研究人員

Gary Arendash讚許咖啡，說咖啡可以減少動物腦中導致失憶的類澱粉含量，而其他研究人員則因其抗氧化的功用，給咖啡加分。除非你的醫生認為你不宜飲咖啡。（每日飲三至五杯咖啡絕對不是人人適合，我自己一天不可以超過兩杯，四點以後喝咖啡也會影響睡眠。）

二、牙線。說來也怪，牙齒和牙齦的健康與痴呆症有關聯。南加州大學研究表明，三十五歲之前有牙周病的人，老年時患痴呆症的機會比沒有的人多四倍。其他研究也顯示，有患牙齒及牙齦病患的長者在記憶力和認知能力測試上得分較低。專家們推測這是由於口腔感染炎症向大腦遷移。

這是本二零一零年《紐約時報》暢銷書。健康知識不斷更新，在目前二零一七年，連我們這個專欄的讀者都已經了解到，大腦退化是腸道的問題，所以「口腔感染炎症向大腦遷移」的推測可能並不正確。（待續）

腦退化症通過經年累月發展而來，受生活方式與飲食影響，包括膽固醇、血壓、肥胖、癌症、憂鬱、教育、營養、睡眠、腦力、體力和社交活動等。

牙周病與痴呆症

痴呆症的患者大多數有牙周病，但牙周病不是痴呆症的成因，南加州大學的專家於二零一零年之前的推測經不起時間考驗，到了二零一六年底，新的研究證明痴呆症與腸道健康有關。

順帶說一下牙周病，自從二零一四年我讀到「專家們推測（痴呆症）是由於口腔感染炎症向大腦遷移」，經過兩年多的觀察和比較，我發現大部分牙周病的成因很可能還是與飲食有關，其中，嗜甜、酗酒、辛辣、太多肉、太少奥米加3（魚、亞麻籽油、魚油、磷蝦油）以及太少蔬菜水果，都會引起牙周病；同時，缺少健康的飽和脂肪也會引起牙周病。抽煙是牙齦殺手，會非常嚴重地引起牙周病。因此，大部分的牙周病與痴呆症都是同一個成因：腸道健康。

除了習慣性不注意牙菌清潔的原因以外，也有人小時候不注意牙齒清潔，到了青年時期已經開始有牙周病。又從與讀者互動和個人經驗中知道，用椰子油做油拔法，加上淡鹽水漱口，能夠預防和改善牙周病。但也需要同時調整飲食，以及減少或戒除抽煙喝酒以配合。

三、上網。*Dr. Gary Small*用磁力共振（*MRI*）圖像證實，上網搜索閱讀比單純閱讀更能提升長者的大腦。根據一項有二十四個人參與的實驗，參與者年齡介乎五十五至七十六歲，其中有一半人不懂得上網，他們在實驗中只單純地在電腦上閱讀；另一半則對上網閱讀和網上搜索已經很有經驗。*MRI*圖像顯示，懂得上網搜索的長者，其大腦的主要活動區域，比單純閱讀的長者大腦活躍高出兩倍（詳細）。實驗沒有說應該每天花多少時間上網，但僵坐在椅子上過度上網，也有可能引起其他健康問題，包括視力模糊和血液循環障礙，還有電磁波對細胞的破壞等。（待續）

用椰子油做油拔法，加上淡鹽水漱口，能夠預防和改善牙周病。但也需要同時調整飲食，以及減少或戒除抽煙喝酒以配合。

長出萬千健康腦細胞方法

專家繼續推薦改善大腦的方法：

四、新生的大腦細胞。以前科學家們說大腦不可能產生新的細胞，現在卻認為大腦每日產生萬千個新細胞，關鍵是怎樣使這些新細胞生長出來，方法是做帶氧運動，例如每日健步或者慢跑三十分鐘（根據最新資料，陽光能有助大腦重新長出新細胞的強大作用，建議有意識地加強户外散步）。做需要認真動腦筋的腦力活動，例如下棋、打麻將、打撲克牌、學習外語、打乒乓球、寫日記、打毛線等等，進食含脂肪高的魚；要避免體重過胖、經常性的壓力、睡眠不足、酗酒和缺乏維他命。應該每天補充多種維他命，包括維他命*B*雜、維他命*C*、*E*和硫辛酸（*Alpha Lipoic Acid*），根據百度，這是一種存在於細胞線粒體的輔酶，類似維他命，能消除加速老化與致病的自由基。根據作者*Jean Carper*指出：50%有腦退化跡象的患者，在每天服用以下維他命補充品以後有改善腦萎縮現象：500 mcg B_{12}、800 mcg B_9（*Folic*

Acid 葉酸）、20 mg B_6。

根據香港醫管局對腦退化的指引，應該「攝取充足的維他命 B_{12}、C 及 E，缺少維他命 B_{12} 有機會導致認知障礙症，如果平日少吃魚、肉類、蛋或牛奶的話，應額外補充維他命 B_{12}。維他命 C 及 E 有抗氧化作用，可以保護神經細胞，有益血管，預防認知障礙症。」（待續）

「健康麻將」真的健康？

以前科學家們說大腦不可能產生新的細胞，現在卻認為大腦每日產生萬千個新細胞，關鍵是怎樣使這些新細胞生長出來，方法是做帶氧運動。

香港醫管局對認知障礙症還有以下的指引：「多動腦筋：多閱讀、下棋或玩一些需要動腦筋的遊戲，可以令腦部保持活躍，而學習新的事物也有助刺激腦部。」

曾經聽說打麻將有幫助改善和預防腦退化，但如果本身已經是麻將精，打麻將比吃飯還不用動腦筋，那麼打麻將對這類人可能不起「健康」作用，以下是香港醫管局對這類人的指引：「搓麻雀雖然看似可以用腦，但如果自小已熟習及經常玩的話，進行時反射動作往往多於思考，對預防認知障礙症的作用相對減少。」

「健康麻將」並不是對每一個人都起到絕對的健康作用，但根據最新資料，朋友間多相聚、多玩一點需要動腦筋的遊戲可幫助改善和預防腦退化，從這一方面去衡量，打打「健康麻將」還是比呆坐在家中好一百倍。不過，最好每打四圈便起來打一個轉，活動一下身體，對血液循環和腦部供氧有莫大的裨益！

香港醫管局的指引還有：「保持健康飲食：均衡飲食可以促進血管健康，減低患高血壓、高膽固醇等疾病的機會，因而可以減低患血管性或認知障礙症的風險。外國多項研究顯示，長者奉行多魚、多菜、少肉及多用橄欖油的地中海式飲食方法，可以大大降低認知障礙症的風險（我將會在下文詳細講述地中海式飲食的細節）。

「維持適量運動：除了保持腦袋靈活外，保持適當的運動量，同樣有助減低患上認知障礙症的風險。」

我在這裏再次強調，陽光有助腦細胞重新生長！在香港，避開太陽最毒的時候在戶外散步，從二十分鐘開始逐漸增加，每天兩次，可能會有明顯的改善效果，首先注意到的改變可能是情緒逐漸改善，與家人逐漸有了溝通。

（待續）

日吃三個蘋果變聰明

香港醫管局對腦退化的指引還有：「避免吸煙及酗酒：戒除這些不良生活習慣，防止對血管及其他身體器官造成損害。」

《可以預防腦退化和老年善忘的一百件簡單任務》的書摘提到：

五、飲蘋果汁。麻省大學的 Thomas Shea 博士說：「蘋果汁可以自然促進大腦中『記憶化學物』乙醯膽鹼的產生，乙醯膽鹼是腦退化症常用藥

朋友間多相聚、多玩一點需要動腦筋的遊戲可幫助改善和預防腦退化。

*Aricept*中的化學成分，用蘋果汁餵飼的老齡老鼠比用水飼養的老鼠，在學習和記憶試驗中表現得比較優勝。人類的服食劑量：十六安士鮮榨果汁或每日吃兩到三個蘋果，要削皮以免吃進農藥（戶外活動時帶幾個蘋果在身上）。

六、**保護頭顱**。若頭顱受到撞擊，那怕是年輕時期的輕度撞擊，也有可能增加晚年時得痴呆症的機會。職業美式足球運動員得記憶疾病比常人高十九倍。哥倫比亞大學發現，年輕時頭部受過傷的人得腦退化症的機會是常人的四倍。另一項研究表明，意外跌倒受傷，五年後發生痴呆症的機會增加兩倍。結論：一定要戴安全帶、戴頭盔。家中慎防滑防摔跤，不要心存僥倖（家中往往是最容易出意外的地方，特別是浴室中）。

七、**靜坐冥想**。腦部掃描顯示，經常做冥想的人，在年齡日長時，腦退化症的典型徵狀，譬如認知衰退和腦萎縮會比較少。費城*Jefferson University Hospital*的*Dr. Andrew Newberg*說，記憶力有問題的長者，如果每日作十二分鐘的瑜伽冥想，實踐兩個月，便可善進血液流通和思考功能。

甚麼是瑜伽冥想？與發呆做白日夢有甚麼分別？（待續）

飲蘋果汁、保護頭顱、靜坐冥想是《可以預防腦退化和老年善忘的一百件簡單任務》的其中三件。

十二分鐘活化大腦

Andrew Newberg醫生在美國是富有影響力的腦神經科醫生，也是一系列有關腦神經的暢銷書作者，他曾經為很多冥想家與宗教家做腦部掃描，證明冥想和誦經對腦神經有活化作用。

他通過實驗證實記憶力有問題的長者，如果每日作十二分鐘的瑜伽冥想，實踐兩個月便可以改進血液流通和思考功能。

瑜伽冥想，即打坐、氣功、觀想，有異於發呆發白日夢，發呆的大腦沒有焦點，沒有焦點的大腦耗損細胞，冥想中的大腦則為細胞增加氧氣。最簡單又有效的冥想方法：把注意力放在一呼一吸上，注意空氣進出時通過鼻子時的溫度，腦中出現任何思想都不要管，任由這些亂七八糟的思想自出自入，告訴自己，任何思想、念頭都好比流水中漂浮的枝葉，來無蹤也一定去無影。

這一系列被專家證明能有效活化大腦的方法請好好珍惜，如果你還可以看懂這篇文章，表示你的大腦還可以學會冥想，為了自己也為了家人，請行動。

八、**服食維他命D**，根據二零一四年刊登在《神經病學》期刊（*Neurology*）上的科研文章，證明血液中含維他命D太低的人，比起維他命D含量正常的人，患上痴呆症和其他各種腦退化症狀的機會高兩倍。

太陽是天然維他命D的來源，避開高溫在太陽下面散步，從二十分鐘開始，逐漸增加，最好每天多過一次。但穿太多衣服曬太陽並不會有太大效果；太猛的太陽也會燒傷皮膚，要注意。有一個方法是在家中有太陽的窗門曬背脊。（待續）

如果每日作十二分鐘的瑜伽冥想，實踐兩個月便可以改進血液流通和思考功能。

不認老，不失智！

不同的科研都不約而同地指出補充維他命和礦物質的重要，尤其是過了六十歲以後身體較難從食物中吸收營養，也無法有效生產一些必要的元素，如果不及時補充，會引起包括大腦的種種健康問題。

建議讀者去「食療主義」做一個生物共振測試，測試自己缺少甚麼，也測試有甚麼食物暫時不適合自己。生物共振還可以幫助提升健康水平，做測試只是入門，這一點我總是忘記了講。

九、積極參與社會活動，豐富和提升大腦的認知儲備（cognitive reserve），每天做適量運動，每天有明確的生活目的，可以改善大腦神經斑和神經原纖維纏結。這是芝加哥魯殊大學醫學中心（*Rush Alzheimer's Disease Center, Rush University, Chicago*）的*David Bennett*博士的研究結果。

失智者的腦部神經斑（*beta-amyloid plaques*），與大腦神經原纖維纏結（*tangles*），兩者阻礙神經系統的正常運作，其中的一個徵狀是失憶，但博士從多過一個案列中發現這個因果關係並不是絕對的，從一位九十歲高齡修女的大腦解剖中發現頗為嚴重的神經斑，但修女生前沒有明顯的失智跡象。

博士認為這與生活方式有關，修女生前主動接觸人群，生活有明確目的，積極參與社會活動，有適量的運動，飲食有節制，這些習慣好比豐富和提升了大腦的認知儲備，結果抗衡了疾病所帶來的影響。再者，我們現在也從Andrew Newberg醫生的研究中得知：經常性的冥想和誦經可以活化腦細胞。

*David Bennett*博士認為，如果有豐富的認知儲備，一個人可以有明顯的腦退化症的病理學病徵，但沒有痴呆的病狀。

認知儲備還包括生活經驗的累積：教育、婚姻、社交、具刺激性的工作、語言技巧、生活有目標、要動腦的休閒活動……其實就是不認老，閒不住！都可以令大腦較好地忍受神經斑和纏結。（待續）

主動接觸人群，生活有明確目的，積極參與社會活動，有適量的運動，飲食有節制，這些習慣好比豐富和提升了大腦的認知儲備。

一冥想就睡着了

Andrew Newberg醫生通過大腦掃描，證實冥想和誦經對腦神經有活化作用。具體來說，記憶力有問題的長者，若每日作十二分鐘的瑜伽冥想，實踐兩個月，便可以改進血液流通和思考功能，這是通過MRI大腦掃描證實的。

但有人嘆氣問：「實在學不會打坐冥想，一閉上眼就睡著了，怎辦？」Andrew Newberg醫生在這個實驗中做的冥想是通過誦經形式，在十二分鐘內集中精神誦經，八個星期後，從大腦掃描中可以看到：幫助焦點集中、幫助提升注意力的大腦部位有明顯的不一樣。

至於經誦的內容，醫生沒有說明，有宗教信仰的讀者大概都心裏有數，譬如佛教的《心經》、天主教的《玫瑰經》、基督教的《聖經》等等。沒有宗教信仰唸甚麼經？中國儒家的經典可以嗎？Andrew Newberg醫生的發現是通過儀器測試證實的，是這方面知識的第一人，在西方掀起一陣「十二分鐘冥想」潮流。他說的是宗教方面的經誦，由於這個專欄基礎在科學，也就不敢妄自修改。不過，可以試試挑一段內容正面、讀後感到心情好、精神放鬆的文章或者詩詞歌賦，每天用十二分鐘集中精神輕聲朗誦。我們的目的是提升專注能力，以及提升注意力。

十、感染可能引起腦退化。英國曼徹斯特大學 *Ruth Itzhaki* 博士：「皰疹、胃潰瘍、萊姆病（由蜱蟲傳播的血液病。在香港，蜱蟲通常來自曾經外出的狗和貓身上，或者自己到過郊外，在草堆中被蜱蟲咬過）、肺炎和流感，都可能與腦退化症有密切關係。」

每天用十二分鐘集中精神輕聲朗誦，我們的目的是提升專注能力，以及提升注意力。

消化系統老化可以引致多種疾病

為身體選擇正確的脂肪酸，是防止消化系統老化的其中一個重要方法。

有人以為消化系統老化的結果只是大便不正常，或小便過多或過少，頂多是胃痛。實際上，消化系統老化所引致的病症包括有：腦退化、心臟病、中風、糖尿病、皮膚病、腰椎病、關節痛、牙周炎、四肢麻痹、皮膚乾枯、肌肉萎縮、骨質酥鬆、老年後人變矮、情緒病……大部分表面上與腸道健康並沒有關係的病，其實都與腸道健康有關。

有甚麼簡單方法可測試自己有沒有消化系統老化？知道紅菜頭嗎？這是對心腦血管有莫大裨益的蔬菜，但吃後大小便會有明顯的紅顏色，相當驚人，如果想不起來之前吃過這東西，會以為自己有便血。我們可以用紅菜頭來做一個針對消化系統的小測試：

吃大約一杯紅菜頭（「一杯」所指的容量大約是二百五十毫升），生的或者熟的都可以。若熟吃不可以煎炒或者水煮，只可以切成大拇指大小的長條去蒸，不過不要榨汁喝，然後觀察需要多久之後你才會排出紫紅色的便便，如果超過二十四小時，意味你的消化系統已存在某程度的老化。

老化的腸道幾乎一定有宿便，即使經常拉肚子，還是會有宿便，或者有便秘、大便味道非常難聞，又或太硬、太軟等等。老化的腸道也會引起上文說的毛病。

如果有這樣的徵狀就應該參考後面的多篇文章，對照自己喝水是否充足、蔬果是否太少肉太多，要適時補充益生菌、蒜頭水、適合自己的營養補充品，最好去食療主義做一個測試，為自己度身定訂造一套食療。

脂肪就是細胞的電，身體中以億萬計的細胞每一個都需要脂肪，特別是腦細胞。

選擇好脂肪，重新學做人的機會

為身體選擇正確的脂肪酸，是防止消化系統老化的方法。

脂肪的重要，好比為手機充電，手機電池如果無處充電就等於報廢，身體中的細胞與電池一樣需要充電，而脂肪就是細胞的電，身體中以億萬計的細胞，每一個都需要脂肪，特別是腦細胞；但遺憾的是，細胞沒有判斷能力，好的壞的脂肪一樣吸收，從垃圾食物來的垃圾脂肪也吸收，從地溝油來的有毒脂肪也吸收，超市隨便買得到、用化學方法提煉的所謂「精煉油」也吸收，這樣健康就一天比一天衰敗。

看到這裏，應該明白為甚麼有些人上了年紀後有腦退化問題，一個不注意飲食健康的人上了年紀，腦細胞也吸收了幾十年的垃圾脂肪，大腦細胞等於泡在垃圾油裏幾十年，有甚麼辦法不退化？同時也應該明白，如果注意飲食健康，上年紀不一定有腦退化，得了腦退化後也有改善的可能，這必然從戒口開始，同時選擇好的脂肪來源。

有人說這叫「重新學做人」，很不耐煩也很不願意；可是若有重新學做人的機會卻還再次輕輕放過，這一輩子也就等於到頭了。這與貪生怕死無關，但與生命的質量有關，如果活到七十歲，再做二十年植物人，大小便都無法自己照顧，還有甚麼生趣？有甚麼尊嚴？也成為家人和社會的負擔。

人人都應該每天服用三種油：炒菜用的、使用非化學方法提取的澳洲堅果油、支持骨骼健康和幫助關節消炎的椰子油（每天一湯匙混在食物中），還有幫助血管健康的亞麻籽油（不可以加熱，每天一湯匙混在食物中，我自己會在飯後直接服用）。

大部分表面上與腸道健康並沒有關係的病，其實都與腸道健康有關。

Part 2

遠離腦退化
第二秘方：睡眠排毒

腦退化與**睡眠質素**有關

阿茲海默症、柏金遜症到底是怎樣形成的？

根據最新科研資料顯示，許多阿茲海默症患者在出現明顯失智前，很早就出現睡眠障礙問題。睡眠障礙就是失眠，或者睡眠質量不好，這幾乎是現代人的通病。根據二零一六年五月號的《科學人》（*Scientific American*）雜誌報道，睡眠障礙與腦退化有關係，是近年來才發現的最新研究結果！這與腦的排毒方法有關係。

人體有完整的排毒系統，昨天本欄已講過，在身體水份充足的條件下，身體細胞根據以下途徑將廢物排除：細胞所產生的代謝廢物→淋巴管→靜脈→心臟→動脈→肝腎→大便小便→排出體外。

除了大腦以外，全身細胞產生的廢物都透過這完善的淋巴系統，經由肌肉收縮來推擠淋巴再排除廢物。唯獨大腦細胞內部沒有淋巴系統，也沒有肌肉細胞收縮，那如何可以排出毒素呢？演化好像沒有讓大腦發展出運送廢物到身體其他器官處理的機制。

這是長久以來科學界及醫學界弄不清楚的地方，直到二零一二年，歐洲的醫學家才找出當中的秘密，這已經離開人類登陸月球快五十年。當年美國為了當戰爭霸主而發展太空科技，把登上月球説成人類文明的一大步，按照這個標準，人類文明對自己的了解到底有所少？

大腦到底如何為自己排毒？你可能以為自己是天下最聰明的人，可知道頂在自己脖子上的大腦，每天要生產多少廢物？

大腦到底如何為自己排毒？你可能以為自己是天下最聰明的人，可知道頂在自己脖子上的大腦，每天要生產多少廢物？

大腦每天生產多少廢物？

大腦每天要生產多少廢物？人腦重量約一千四百克，約有一公升半水那麼重，只佔成人平均體重的2%，卻消耗身體20-25%的能量；在消耗能量的過程中，會產生許多有毒的蛋白質與生化廢物。

成人的腦每天必須清除七克的有毒蛋白質，並以新生成的蛋白質取代，依此速率，每月大腦約更新二百一十克的蛋白質，而每年更新的蛋白質便超過一千四百克，也就是一顆大腦的重量！同時，大腦每年處理的垃圾也等於自己的重量，有一公升半水那麼重！

大腦如何為自己扔垃圾？歐洲科學家通過實驗發現，途徑竟然就是睡眠！不重視睡眠、睡眠時間不足、過了午夜還不睡，是現代人的通病。記得多年前，有個行家發表豪言壯語：為甚麼要睡覺？不如留到將來在棺材裏長睡！現在他可能會了解：可怕的不是在棺材裏長睡，可怕的是老年失智後，睜大眼在身體裏一睡，睡上十年、二十年。

其實老來完全可以避免腦退化的噩夢。大腦擁有一套獨特的廢物清除系統，它能清除有毒蛋白質等生化廢物，並且在我們睡眠時最為活躍。難怪我們一生需要花三分一的時間睡覺，原來是大腦為了清除腦細胞中的有毒物質！

大腦廢物的清除過程如果受到阻礙，蛋白質廢物就會堆積在神經元裏面或周圍，進而導致神經退化疾病。在實驗動物身上發現，只要透過人為操弄產生過多蛋白質聚集於腦中，就可誘發阿茲海默症、柏金遜症或其他與老化

大腦如何為自己扔垃圾？歐洲科學家通過實驗發現，途徑竟然就是睡眠！難怪我們一生需要花三分之一的時間睡覺，原來是大腦為了清除腦細胞中的有毒物質！

有關的神經退化疾病。有毒蛋白質長期堆積於腦中，會阻礙神經元電生理與生化信息的傳遞，並造成無法復元的傷害。

腦細胞睡眠時縮小60%

大腦是身體最重要的器官，不容許有任何毒素及其他不相關物質在裏面，因此有血腦屏障（blood-brain barrier, BBB），屏障的目的在於讓一般血液裏的毒素進不了大腦，但大腦的廢物也不易排出。

除了大腦之外，全身細胞產生的廢物都透過完善的淋巴系統，經由肌肉收縮來推擠淋巴從而排除廢物。大腦細胞內部沒有淋巴系統，也沒有肌肉細胞收縮，那如何排出毒素呢？

《科學人》雜誌近期的一篇研究，被譽為是該年度最具科學突破的研究之一。原來大腦有一套獨有的「膠淋巴系統」（*Glymphatic System*），與血管平行，將大腦廢棄物清理掉，留給肝臟去處置。不過，膠淋巴系統的打掃時間幾乎都在晚上，等我們入睡後才開始。科學家通過小鼠實驗，發現膠淋巴液在小鼠清醒時大量減少，在進入睡眠後，腦中的神經元間隙（膠淋巴液由此流入靜脈周圍的血管間隙）會增大60%。科學家相信，膠淋巴液的流動量在睡眠時增加，是因為神經元間隙會在睡眠時變大，使膠淋巴液容易穿過腦組織。

也就是說，大腦在我們睡覺時讓腦細胞自動縮小60%，令到細胞間的通道增大以便膠淋巴液通過，清掃廢物工作便能有效進行。

創造人類的大自然真是鬼斧神工！這樣說回來，如果你應該睡覺的時候不睡覺，日復一日，年復一年，腦袋中的垃圾怎麼清理？你有甚麼理由老來不痴呆？（待續）

大腦在我們睡覺時讓腦細胞自動縮小60%，令到細胞間的通道增大以便膠淋巴液通過，清掃廢物工作便能有效進行。

白天開P，晚上打掃

睡眠質量有問題、習慣性晚睡、睡眠障礙症等睡眠問題，都會影響白天大腦的運作，譬如善忘、沒有焦點、短暫性失憶、情緒有問題、沒耐性等等。

現在我們知道後面的原因了，大腦需要利用我們睡覺的時候排毒，睡眠不好，大腦如何清理垃圾？以上的行為問題也會出現在兒童、青少年或任何年紀群的人身上，絕不限於上了年紀的人。

大腦中清洗垃圾的物質叫膠淋巴液，我們入睡後，膠淋巴系統的活力比清醒時高兩倍，因為這些清掃活動，大腦在晚上消耗的能量才會跟白天差不多。睡覺其中一個主要目的，就是停止大腦的日常活動，換清掃系統上班，好像一間辦公室，白天塞滿了職員，進行各種活動，到晚上大家下班了，清潔員才會出來打掃，為隔天的辦公環境作準備。大腦不可以同時做兩件工作，只能在白天保持活動警戒狀態，在夜晚打掃。

麥肯・內德嘉博士（*Maiken Nedergaard*）說：「你可以把大腦想成是在家辦派對，要不就是讓大家盡情享樂，要不就是打掃房子，這兩件事沒辦法同時進行。」

睡眠出了問題，引起膠淋巴系統無法順利運作，大腦垃圾便在腦中異常堆積，這是阿茲海默症與其他神經退化疾病的一個共同徵狀，包括柏金遜症、路易體疾病（*Lewy body disease*）和多系統萎縮症。

接著我會解釋這些聽來專業陌生，但實是不少身邊人正在經歷的徵狀。

找不到回家的路

我在寫這一系列大腦文章時，自己總想起一位老同學。

老同學在剛過去的聚會上說，老伴前幾天在晨運的時候突然迷失方向，找不到回家的路。他說老伴的睡眠質量沒有問題，但我還是希望他可以再詳

大腦不可以同時做兩件工作，只能在白天保持活動警戒狀態，在夜晚打掃。

細了解一下。

根據科學家的研究結果，腦神經退化疾病的共同徵狀，就是睡眠在不知不覺中出現了障礙，引起大腦的垃圾長期積累，無法排走。當然，也和長期以來飲食中過多糖份和食用脂肪的質量有關，這一點我也經常提醒大家。

如果三者都正常，就應該檢查一下家居環境中是否有地理壓力，有沒有電磁波的危害。「食療主義」的生物共振測試可以提供有效的評估，以及建議一套度身訂造的食療和改善方法。

上文提及的神經退化疾病，包括阿茲海默症、柏金遜症、路易體疾病（Lewy Body Disease）和多系統萎縮症。多系統萎縮症發病年齡多在三十二至七十四歲之間，其中90%在四十至六十四歲之間會出現突發性柏金遜症，病程約三至九年；相當部分可能有眼外肌癱瘓、認知功能障礙等。

路易體痴呆症狀多於老年期發病，以痴呆為主，柏金遜症狀較輕，少數為中青年患者。常以記憶力減退、迷失方向開始。早期記憶障礙較輕，亦可能出現失語，病情有波動性，在數周內甚至一天之內可出現較大變化，異常與正常的狀態交替出現，表現時輕時重，或無規律。

希望大家為自己和家人多警惕，多留心，病向淺中醫。

紅歌星自殺起因

很多年前，有一位紅歌星自殺了，出事前他長時間無法正常入睡，腦中出現很多幻覺。有關正常睡眠的重要性與必要性，已連續講了幾天，希望你開始領會正常睡眠的重要性。

科學家做過不少與睡眠有關的測試，受測試者身體健康，科學家用種種方法令受測試者無法入睡，一段時間之後，被剝奪睡眠的人明顯出現各種與大腦神經有關的徵狀：注意力不集中、記憶衰退、疲倦、易怒以及情緒不穩定等。如果睡眠受到嚴重剝奪，甚至會導致精神錯亂和產生幻覺，上文講到的紅歌星自殺就是一個不幸例子。長時間失眠也會引發癲癇或死亡。

失眠症甚至是一種家庭性的遺傳疾病，嚴重的患者會因為睡眠愈來愈少而死亡，通常在診斷出疾病後的十八個月內死亡。不要輕視睡眠問題，流行病學研究顯示，和對照組相比，如果中年時期的睡眠品質不佳，二十五年後認知衰退的風險較高。我建議有睡眠問題的人試試「食療主義」的生物共振

根據科學家的研究結果，神經退化疾病的共同徵狀，就是睡眠在不知不覺中出現了障礙，引起大腦的垃圾長期積累，也和長期以來飲食中過多糖份有關。

能量平衡，不少有睡眠問題的人在做能量平衡的時候已呼呼大睡。

生物共振儀器有測試用的母機，也有可以帶回家用的子機，是市面上較少能夠在家裏用的多種功效儀器，改善失眠和補腦是其中兩個功能。補腦的重要性不可忽視，尤其是腎虛、腎衰弱的人，補腎一定要同時補腦否則沒有用，這和中醫理論是一致的。

阿茲海默症病患在出現明顯失智徵狀之前，很早就先出現睡眠障礙問題。在較年長的人身上，睡眠也會淺化、短化和片段化。

不要輕視睡眠問題，如果中年時期的睡眠品質不佳，二十五年後認知衰退的風險較高。

改善睡眠的食療

連續講了幾天引起大腦神經疾病的原因，今天開始講改善大腦的自然食療。由於睡眠質量與大腦疾病息息相關，首先講改善睡眠的食材。

我曾經介紹過一種無添加的天然食物，是俗稱「印度人參」的一種草本植物，它其實是一種漿果，可以有效調整壓力荷爾蒙。壓力與更年期引起內分泌失常，大腦和腎上腺會釋放過多的腎上腺素與正腎上腺素，並且在沒有真正壓力的情況下，也會分泌叫做壓力荷爾蒙的「皮質醇」荷爾蒙；當它長期過分釋出時，會引起心跳加快、心律不正、情緒起伏、沮喪，也影響睡眠質量導致失眠。

在上文談過，膠淋巴液是大腦的清道夫，但當人在清醒的時候，以及在壓力荷爾蒙的影響之下，大腦神經元之間的間隙無法紓緩，膠淋巴液的流動速率便低下，影響打掃。在正常睡眠時，正腎上腺素的濃度會短暫下降，這樣便調節紓緩了神經元之間的間隙，讓膠淋巴液的流動速率自然加快，大腦便有效清理垃圾。

「印度人參」有調節壓力荷爾蒙的作用，提升睡眠質量。腦神經系統疾病有引起痴呆的阿茲海默症，與引起行動障礙的柏金遜症，這兩種病性質有點相似，但阿茲海默症與二型糖尿病也相似，兩者都有胰島素問題。你可以觀察一下身邊的阿茲海默症患者是否長期愛吃甜食品，也比較少運動。

運動和陽光對改善大腦退化徵狀有絕對優勢，堅持每天在太陽下散步一至兩次，每次一至兩小時，對患者健康的改善甚至康復有很明顯的幫助。

「印度人參」有調節皮質醇，即壓力荷爾蒙的作用，提升睡眠質量。

阿茲海默症患者嗜甜

缺乏睡眠和睡眠品質不佳，會增加患神經退化疾病的風險，這些疾病又會進一步削弱睡眠質量，令病情惡化，形成一個惡性循環。

但比起柏金遜症，阿茲海默症還是有點不一樣，阿茲海默症與二型糖尿病相似，有胰島素失衡問題，換句話說，阿茲海默症患者很喜歡吃甜食。

這一點值得我們重複提醒，因為太多人喜歡吃甜食品，但太少人知道甜食品是殺傷力最大的食物。沒有節制地愛吃甜品的人，臉上的黑斑會隨着年紀愈來愈嚴重，男女都一樣。

時報文化《年輕二十歲的腦力恢復法》有以下的建議。如果注重大腦健康，我們就不應該剝奪寶貴又神秘的睡眠時間。讓大腦不生鏽、愈活愈年輕的九大關鍵包括：

一、多多活動。動動身體能讓人快樂，記憶保鮮，直接改善大腦健康、能量和情緒品質（這一點我在上文已經講過：運動和陽光對改善大腦退化徵狀有絕對優勢，堅持每天在太陽下散步一到兩次，每次一到兩小時，對患者健康的改善甚至康復有很明顯的幫助。以後我會向大家推薦一本書，可以看到散步和陽光對大腦的健康和復元有不可思議、無可代替的幫助）；二、充分休息；三、充足的營養（這一點我在下文會詳細補充）；四、常保好奇心。新奇事物、玩樂和好奇心是大腦的超級肥料，要融入日常生活中。（待續）

嗜好甜食，加上缺乏睡眠和睡眠品質不佳，會增加患腦神經退化疾病的風險。

年輕二十歲的腦力恢復法

人最難改變的是習慣，當大腦習慣了一種思想或者行為，就需要經常提醒自己去改變，那怕習慣小到「只是」改變晚睡的習慣，或者「只是」改變平時喝水不足的習慣。

在這裏我再重複：早睡早起和喝水充足是改善健康的基礎，沒有這個基礎，任何養生秘方都沒有用。科學家認為，散步和陽光對改變固有的思想和行為習慣有莫大幫助。時報文化《年輕二十歲的腦力恢復法》其中的第五點就是「常保彈性」、「神經可塑性」，讓大腦具有適應改變的超能力，從容應對挑戰。這個挑戰與打仗無關，改變壞習慣、改變盤據在心頭的恐懼感、欠缺安全感等，都屬於重新塑造神經。連醫藥無法改善的阿滋海默症、柏金遜症，也可以通過這個「重新教大腦」的方法逆轉。

第六、常保樂觀；第七、富同理心。利用大腦天生就懂得關懷、大方和同理心的能力，為人生帶來更多幸福；八、與他人交流。當我們和他人相處的時候，大腦會有所改變，並建立強烈的歸屬感；九、活出自我。美好人生最重要的目標就是要讓自己變得愈來愈完整，活出自我，展現深層的內在。

以下會介紹一本書，可以看到通過神經再塑怎樣逆轉阿滋海默症、柏金遜症和長年纏身的痛症。

自癒是大腦的本能

以下這本書可以被列為健康重要奇書之一，在書中有無可挑戰的案列，列舉了用自然的神經可塑性療法改善現代醫學無法治療的病例，包括：

用心走路可以逆轉柏金遜症；聆聽濾去低頻的莫札特音樂，能讓群醫束手的自閉症兒童正常說話；在舌頭上擺上一個小電板，能逆轉不良於行的多發性硬化症患與中風；輕柔地震動後腦可以治療注意力缺失；只是在病患頸

科學家認為，散步和陽光對改變固有的思想和行為習慣有莫大幫助。

後閃光便能治療腦傷……

這本書的名字是《自癒是大腦的本能：見證神經可塑性的治療奇蹟》，（*The Brain's Way of Healing*），作者Norman Doidge被《商業內幕》（*Business Insider*）雜誌推舉為「五十名改變世界的科學家」之一，是精神科醫師、心理分析師、哥倫比亞大學心理分析訓練中心的教授和研究員，也是多倫多大學精神醫學系教授。

書中介紹的療法用能量，包括光、聲音、震動、電流和運動，去治療愈來愈多人患的老人病：慢性疼痛、中風、腦損傷、柏金遜症、阿滋海默症、多發性硬化症、自閉症、注意力缺失、學習障礙、感覺統合失調症或某些原因導致失明，透過我們的感覺和身體喚醒大腦本身的痊癒能力。

神經可塑性的治療法需要病人自己參與治療，心智、大腦和身體缺一不可，而且治療者和病人要學習與大自然共同合作。這不僅是一本可能和我們的生活息息相關的腦科學書，更將為無數受困的身與心，點燃對生命的希望。

神經可塑性的治療法需要病人自己參與治療，心智、大腦和身體缺一不可，而且治療者和病人要學習與大自然共同合作。

你懂得為**身體排毒**嗎？

有關排毒的產品和廣告多如牛毛，大家有必要再了解一下身體排毒的方法。

身體排毒分腦袋排毒與腦袋以下排毒，雖然腦袋長在身體上，但兩者的排毒方法並不一樣。身體細胞的廢物通過淋巴系統排除：廢物↓淋巴管↓靜脈↓心臟↓動脈↓肝腎↓大便和小便↓排出體外。這裏有必要了解一下很多人有的靜脈曲張，就是小腿肌肉上凸出來的青筋，這就是靜脈，是排毒系統的一部分。

靜脈排毒的方法是這樣的：肌肉細胞穿雜在靜脈和淋巴管之間，在走路或運動時，肌肉一收縮就會壓縮淋巴和靜脈，將裏頭的液體送回心臟，心臟把不乾淨的血送到系統的其他部門。肌肉甚麼時候收縮？就是在白天活動的時候。晚上活動較少，收縮頻率下降，所以淋巴系統、靜脈回流較差，因此淋巴系統要運作必須在白天。

靜脈曲張的患者中，10%的病人從事經常走動的職業，30%的病從事經常坐著工作的職業，60%的人從事站立性工作和體力活，說明不活動的站立對下肢靜脈造成的損傷更嚴重。這是主要靜脈曲張的病因，也就是瘀血無法排出。

大腦細胞內部沒有淋巴系統，也沒有肌肉細胞收縮，大腦排毒必須在睡眠時候通過膠淋巴液（又叫腦脊髓液）來沖洗，但為大腦沖洗廢物是有時間性的，只發生在熟睡時候，而且當打鼾引起睡眠中止、失眠和熬夜，熟睡受到干擾，腦脊髓液就無法將廢物沖刷出來，結果是廢物囤積在腦部內，腦部功能受損，影響可能是短期，也可能是長期。（待續）

身體排毒分腦袋排毒與腦袋以下排毒，雖然腦袋長在身體上，但兩者的排毒方法並不一樣。

人人都應該是大導演

深層睡眠（熟睡）對大腦功能有重要影響，一方面，大腦在熟睡的時候要處理抽象問題，譬如思維與情緒方面。

深層睡眠會做夢，大腦會將白天的情緒、思考利用晚上熟睡做夢時作總整理，也會將白日不滿的情緒發洩在夢中，這就是在深層睡眠處理的抽象問題。

另一方面，大腦在熟睡時要處理實體問題：腦細胞廢物藉腦脊髓液在熟睡時排放出，也就是說，只有在深層睡眠中大腦才有可能進行排毒。大腦的這種特性，好比一部史提芬史匹堡的夢幻電影。

其實，每個人都應該是自己健康的大導演，你的健康由你操控，醫生只能輔助，好比家中有老鼠，滅鼠隊只能幫你滅鼠，但無法為你從此杜絕後患，你必須自己每天洗澡、換衣服、清理垃圾、換掉關不上的大門、扯下已經霉爛的窗簾、替換壞掉的燈泡、修理漏水的龍頭、開窗放入新鮮空氣……這一切沒有人可以幫你做，醫生無法幫你，保險公司也無法幫你。

你的健康由你操控，醫生只能輔助。

Part 3

不痴呆減壓秘方：適當飲食

年紀大，不痴呆！

很多朋友在年紀大以後害怕有老人痴呆，但年紀大與腦退化絕對不掛鈎，明白大腦為甚麼退化，就知道一切可以避免，甚至可以改善。

阿茲海默症又稱老人失智症，阿茲海默症者的大腦解剖發現，大腦內很多類澱粉斑塊沉澱，而這種類澱粉斑塊就是腦細胞所產生的廢物之一，長期無法排出腦部，最後損傷腦部，造成大腦萎縮，這就是阿茲海默症其中一種重要成因。阿茲海默症與柏金遜症有相似性，改善和康復的途徑基本上相同。這兩者的成因與熟睡時間，以及每天吃進身體的糖份和脂肪有關。

過多的糖份不但加重肝臟的負荷，並可產生胰島素抗性，胰島素抗性會引起糖尿病，而且簡單來說，腦退化也好比是發生在腦袋的糖尿病。糖是身體第一大敵，但是一樣可怕的敵人是不良脂肪，即垃圾食物和精煉油等等。還有，缺少運動也可導致可怕的後果。市面上流行的精煉油，含大量在加熱後會氧化甚至氫化的脂肪酸，會持續地破壞細胞的健康，所以要慎重挑選煮食油。每天最好吸收椰子油、磷蝦油、亞麻籽油，廚房中可用澳洲堅果油、椰子油、茶花籽油。如果已經有一些腦退化徵狀，要及早吃抗氧化營養補充劑，建議去做一個生物共振測試，為自己度身訂造一套食療。

晚睡、睡眠時間不夠，或睡眠品質不好，導致腦脊髓液無法將廢物沖刷出來，廢物囤積在腦部造成大腦功能受損，造成的短期影響，譬如精神不振、記憶力減退、腦筋不太靈光、腦茫現象（Brain Fog）。這一點我們大概任何人都經歷過，只要有一個晚上睡眠不足，第二天就有以上的徵狀。如果長期睡眠不好，就有可能造成阿茲海默症，或者柏金遜症。

健腦計劃

營養是主宰腦健康的主要因素，適當飲食能使腦和免疫系統達到平衡，不受自由基侵害，避免神經系統疾病，這是紐約西徹斯特醫學中心神經醫學部主任隆巴德對腦健康的其中一項指導思想。

過多的糖份不但加重肝臟的負荷，並可產生胰島素抗性，胰島素抗性會引起糖尿病，而且簡單來說，腦退化也好比是發生在腦袋的糖尿病。糖是身體第一大敵，但是一樣可怕的敵人是不良脂肪，即垃圾食物和精煉油等等。還有，缺少運動也可導致可怕的後果。

這位康乃爾大學神經學教授在《健腦計劃》一書中，提出下列預防與對抗腦部細胞損傷的飲食建議：首先要避免暴飲暴食，食物內容要豐富多樣，不要吃精緻、化學處理過的食物。同時，要吃低脂食物，每天脂肪攝取量不超過總熱量的25%，吃低脂優酪乳，盡量攝取植物性蛋白質，即從豆類、藜麥、奇亞籽等食物中汲取蛋白質，以代替從肉類中來的蛋白質。

這一點，我已經在文章中多次強調，有人說老年人應該多吃肉，這是有問題的，身體隨著年齡老化，腸胃蠕動變慢、器官管壁硬化、咀嚼變差、冷熱感受不再如年輕時敏銳。應該多補充蛋白質，但不是來自肉類，有消化問題還要多吃肉，不但無法代謝蛋白質，反而加重患直腸癌風險。

可以吃蜂蜜，但不要吃甜食，甜食是最傷害大腦的毒藥，也不要食加工過的包裝食物，這種東西含有已經被氧化的油脂、防腐劑、高量飽和脂肪、糖、色素……全是殺傷大腦的毒藥。當年紀漸長，飲食也要逐漸減量，減少高蛋白、高脂食物，增加蔬菜、水果攝取量及多喝水，至少要盡可能做到每天攝取五種不同蔬果。

應該多補充蛋白質，但不是來自肉類。

不要長期活在壓力下

除了注意食物與營養補充劑外，同樣重要的，還有自己的意念。意念影響健康，生活方式影響意念。

忙碌的人通常不會保護自己，讓自己長期生活在壓力之下，人會愈來愈沒有安全感。應該分配工作的時間，不讓自己總是在趕時間，到頭來可能做了一樣的工作，但沒有讓自己在過程中經歷壓力。

生活模式（*lifestyle*）是近年許多腦神經、認知心理及營養專家提倡的健腦、養腦的新觀念，包括定時適當的營養、持續的腦刺激、運動及壓力控制減輕腦袋的負擔。

改善大腦健康有很多策略，也有秘方，最重要的是你的生活態度。只要讓腦袋積極接觸陌生領域，日常生活中就可以不知不覺地鍛練大腦，改善記憶力、增強腦活力。不要放棄，科學家說，一百二十歲以前都能鍛練！由現在做起，也不嫌晚！

請注意「陌生領域」這個關鍵詞，換句話說，大腦喜歡經常接觸不是每天看見的東西。以下是科學家們詳細的分享。

一、走出大門不痴呆！

「走出大門就像是大腦的運動一樣重要。」神經生理學教授卡茲說。腦的健康生活形態中，社交扮演相當重要的角色，多結交朋友對腦有正面的刺激，社交孤立就等於壓力，有害大腦健康。瑞典斯德哥爾摩一項老人研究顯示：缺乏社交的老人得失智症的機率較社交活躍的老人高60%！亦即朋友愈多愈醒目！

二、脾氣好，不痴呆！

比起朋友多，瑞典的研究還發現，人際關係好壞對失智的影響，比與人接觸頻率多寡還顯著。意即：朋友多但臭脾氣又小器、人際關係不好的人，比起朋友不多，但萬事不放在心上、人際關係好的人，更容易老來痴呆。

三、體諒子女不痴呆！

與子女關係不良的老人較容易發生失智。

四、諸事好奇不痴呆！

經常保持好奇，因為好奇心高，等於經常讓大腦保持一個學習新事物的狀態。普林斯頓大學及沙克生物研究所雙雙證明，學習可以刺激神經生長素分泌、延長神經細胞壽命，並促進神經細胞生長。最近康乃爾大學以猴子研究，也證明學習和記憶細胞聯繫系統可能再生。只要好奇，連馬騮都會變聰明！（待續）

終生好學不痴呆！

上文說過，改善大腦健康的秘方第四點，是「諸事好奇不痴呆」！

為大腦製造好奇的原因，讓大腦接觸新內容，必須是新的才能引起感官注意，愈熟悉的事愈容易忘記，大腦對熟悉的事物麻木，每天習慣性地做同一件事，大腦可能根本沒有注意，有可能連有沒有做過都忘記，如果到了這個程度，你必須為大腦準備新刺激。

生活模式是近年許多腦神經、認知心理及營養專家提倡的健腦、養腦的新觀念。

第五點，終生好學不痴呆！每個人都應該成為終生好學者，研究證明，用於學習的時間愈多，腦退化的機會愈少，無論是學習新課程、新愛好又或只是旅行，大腦都會在新知識、新環境的刺激和挑戰下保持活躍。難度愈高，愈能夠激活和鞏固腦神經元的連接。

學習能使我們的腦細胞更活躍健康。例如透過種花養草、閱讀、下棋、打乒乓球、打橋牌、打麻將、玩拼圖、猜字謎、上課學樂器、學語言等，都是專家經常推薦的增進腦力活動。

凡是需要動腦解決問題或運用智力的活動，都有益神經生長與預防認知衰退，耶魯大學抗老化研究學者培瑞孔指出，我們爬稿紙動物是腦力勞動者，工作很辛苦，但原來創作也能使腦部網絡更強化，也更長壽。譬如英國有名的戲劇作家蕭伯納，創作不輟而且思路清晰，直到九十歲還寫了三篇戲劇。不過，話也得說回來，我不知道蕭伯納的生活作息時間，也不了解他的飲食習慣，但如果他習慣半夜三更寫作，飲食習慣也不好，是不可能保持良好的腦力。這兩點，我在前文已經通過大量科學資料認證了。（待續）

學習能使我們的腦細胞更活躍健康；凡是需要動腦解決問題或運用智力的活動，都有益神經生長與預防認知衰退。

五官並用不痴呆！

第六點，「人肉錄音機」不痴呆！

有的人特別沒有耐性重複解釋瑣碎的事，這是放棄了一次運動腦細胞的機會。原來當信息被覆述得愈清晰，意味著腦神經愈有活力，所以在生活中不嫌煩重複解釋瑣碎的事，應該視之為在運動你的腦細胞。你學到的知識也可以重複為人覆述，當你轉述知識的時候，其實在運動你的腦細胞，也幫大腦保存知識。所以科學家說，做老師相當補腦。

第七點，五官並用不痴呆！人有五官，分別管視覺、聽覺、嗅覺、觸覺和味覺，但我們習慣了依賴視覺和聽覺，結果與嗅覺、觸覺、味覺相關的大腦神經也可能逐漸退化。科學家指出，我們要減少對視覺及聽覺的依賴，同時用這五種感官幫助刺激大腦。

心理治療師瑞特解釋道：「感官刺激是維持腦活動健康的要素，不論是參加聯誼活動，與人討論或約會，都能經由互動、相互接觸、親近、建立友誼與歸屬關係，刺激腦部各個功能區域活動。」

感官刺激要新奇、多感官參與、具關連性，科學家叫這種鍛練大腦的方法為「腦部有氧運動」（neurobic），刺激腦部建立新的信息傳導網路來增加心智的靈敏度。練習「腦部有氧運動」的五官並用方法簡單又有趣，明天繼續。（待續）

閉上眼睛吃飯不痴呆

腦部有氧運動任何時候都可以做，科學家建議打破每天吃飯、工作、購物、休閒等日常規律，讓全新經歷引起知覺注意，給自己多重解決問題的思路與創意。

「訓練腦就像訓練肌肉一樣。」喬治華盛頓大學老化、健康暨人文中心

轉述知識的時候，其實在運動你的腦細胞，也幫大腦保存知識。

主任科恩解釋。以下是一些有趣的方法：

一、閉上眼睛吃飯：阻斷視覺信息，讓嗅覺、味覺變得更靈敏，刺激不常用的腦細胞。還可以閉上眼睛穿衣或沐浴；

二、到餐館點沒吃過的菜：給腦部新的刺激，使之活化；

三、改變每天習慣走的路線，讓大腦出現新的地圖；

四、將時鐘或桌曆倒置，讓左腦語言區無法立刻辨認出眼前的物體，而迫使右腦主管空間的區域介入解讀「新東西」，給腦子上緊發條，啟動起來；

五、改變生活習慣，慣用右手的人可以試着改用左手刷牙，使大腦皮質中控制處理信息的網路擴充；

六、在公園練習倒後走；

七、改變家具擺放的位置，創造新空間，使大腦重新學習認知新的空間，讓視覺與觸覺活化；

八、不用眼睛看，在抽屜中找鑰匙。

這些都是為大腦製造新的經驗和挑戰，將日常習慣用眼睛和耳朵做的工作，換另一種感官來做，使這些感官神經活躍起來，刺激和啟動大腦網路的

為大腦製造新的經驗和挑戰，將日常習慣用眼睛和耳朵做的工作，換另一種感官來做。

神經連結傳導功能。杜克大學神經生理學教授卡茲解釋。擔心記憶日漸退化的人，這個同時用五官的方法可以幫助改善記憶。（待續）

從小早睡不痴呆！

改善大腦健康秘方的第八點：從小早睡不痴呆！

二零一二年九月，日本研究人員宣布，睡眠愈充足的孩子，其大腦中與記憶和感情有關的海馬區的體積愈大，大腦發育得愈好。日本東北大學教授瀧靖之率領的研究小組，從二零零八年四月開始的四年裏，對二百九十名五歲到十八歲的未成年人的睡眠時間和海馬區體積進行了調查。

結果發現，與只睡六小時的孩子相比，每天睡眠達十小時以上的孩子，海馬區的體積要大10%左右。此前有研究顯示，抑鬱症和阿茲海默症等疾病的患者，海馬區的體積往往會變小。瀧靖之說：「在年輕時養成有充分睡眠的生活習慣，使海馬區發育得足夠大，將有可能降低罹患上述疾病的風險。」

還有，如果你經常一瞬間就把事情忘記得乾乾淨淨，別因上了年紀就放棄改善這種情況，尤其是女性，更需要盡早鍛練大腦，因為更年其後雌激素停止分泌，使大腦運作效率下降。如果說大腦可以用到一百二十歲，其實從現在開始鍛練大腦也不遲。

第九點：每日運動不痴呆！每天都需要做散步、健走等運動，加上練太極、氣功會更好，透過運動來刺激腦部。在這個基礎上，還需要三十分鐘的肌肉練習，肌肉愈發達，大腦和心臟的供血能力愈高。也可以換成游泳或者球類運動，譬如乒乓球等，一天做三十分鐘就夠了。適當的運動還能幫助睡眠，使腦部化學狀態恢復平恒，加強記憶，維持荷爾蒙穩定。（待續）

睡眠愈充足的孩子，其大腦中與記憶和感情有關的海馬區的體積愈大，大腦發育得愈好。

每日運動不痴呆！

保養大腦的第九個秘方，就是每日運動不痴呆。

美國霍華休斯醫學研究所一九九九年底以老鼠實驗，證實運動能使腦細胞增生，促進學習和記憶力。運動還能促進神經傳導物質分泌。

美國國家老化研究所發現，過去不運動的人，每周做三次四十五分鐘快走運動後，無論注意力、記憶力和計劃能力都有顯著改善。這一點我在前文已經再三強調：運動，以至平凡到只是每天散步，都可以改善柏金遜症和阿茲海默症。運動能幫助減壓，促進腦內啡、血清素的分泌，對腦健康有益。

「常運動的人通常心智靈敏，身體健康且外貌較佳。」《成功的老年》作者之一，也是密西根大學心理學系名譽教授的坎恩説。常運動的人還會「外貌較佳」，這一點，看一下那些奧運會運動員，和那些已退休做教練的前運動員，對比一下他們以前的照片，就知道一點不差！

第十點：每日吃早餐不痴呆。吃早餐能防止腦部營養不足，進而活化大腦。

第十一點：吃這些食物不痴呆！以下是一些對大腦有益的食物：香蕉，台灣馬偕醫院營養師趙強建議可食用香蕉補充碳水化合物，因為香蕉中的果膠令釋放葡萄糖的速度較慢。血糖不易高低起伏過大，譬如汽水、甜品、公仔麵、白飯、白麵、麵包等，會令到血糖突然升高，影響大腦的營養補給。

以下介紹更多對大腦好的食物，這些常見的食物往往是最有效的食療！

改善大腦秘方

我曾引用美國名醫 Dr.Oz 的說法：食物是供應養分的重要來源，一邊吃垃圾食物一邊還要健康是妄想。

運動能幫助減壓，促進腦內啡、血清素的分泌，對腦健康有益。

其中一種對大腦最重要的營養是奧米加3脂肪酸，不僅能夠增強神經元傳遞信息的功能，有益血管健康，還能幫助已經有認知障礙的人士延緩退化的速度。

*Dr.Oz*和另一位醫生寫的書《*You: Staying Young*》建議：每周應攝入十三安士（約三百六十四克）魚肉，或每天食用一安士（約二十八克）核桃，或每天食用兩克魚油，又或在膳食中加入亞麻籽油和富含*DHA*的藻類食物。多吃蔬菜，尤其是新鮮的蔬菜沙律，不要加超市買來的醬汁。在幫助延緩腦退化的研究中，蔬菜的效果比水果好，有研究顯示，如果一天攝入兩份或更多的沙律（一份約為七十五克沙律常用的蔬菜），發生腦退化的風險在六年之內會減少35%！

中國人不是個個適宜吃生冷沙律，我的方法是，把不同顏色的沙律葉、燈籠椒、紅蘿蔔、青瓜、芹菜、香葉等徹底洗乾淨以後，切成小粒粒，加麻油或者椰子油、橄欖油，以海鹽、黑胡椒、蘋果醋或醬油適量調味拌勻，或加點切碎果仁或乾果，就可以大大改善口感和味道；如果怕寒，可加一點薑蓉。

抗自由基方面，需要借助營養補充劑，根據美國名醫*Dr. Mercola*的針對性意見，預防和改善腦退化、柏金遜症等疾病，需要維他命B雜、鎂、維他命D、磷蝦油、藍莓、椰子油、蝦紅素、銀杏等。也可能需要排除身體中的重金屬，譬如水銀、鋁，前者可能來自補牙、海鮮，後者可能來自日常生活中用的器皿、除汗劑和疫苗。這些營養補充劑可能都需要服用，也可能需要先排毒，但每一個人的身體不一樣，建議先做個生物共振測試比較放心。

每天吃粗糧不痴呆！

前文說過，讓大腦不痴呆的秘方之一，就是每日吃早餐，為了強調早餐的重要，再補充一些細節。

大部分人以為，在清醒時候大腦消耗最多能量，事實上，人在睡覺時腦的能量消耗竟高達三分之二！也就是說，大腦在人睡覺時工作負擔更大、更

在幫助延緩腦退化的研究中，蔬菜的效果比水果好。

重，如果你看過前文你就會明白，大腦不是忙著做夢，而是忙著清理白天所積累的垃圾。

大腦過了辛勞的一晚，體內的葡萄糖大概也快用完了，早餐就是適當時候補充腦能量，而且必須選擇對大腦有營養的食物。這樣就回到上文：每日吃早餐不痴呆！香蕉是其中之一，也應該選擇全穀類的複合性碳水化合物，能幫助大腦整個上午都穩定，而且平均地獲得身體能量。我們吃下去的碳水化合物會被分解成葡萄糖，而大腦最需要的能量來源就是葡萄糖。腦細胞跟其他細胞不同，專挑葡萄糖，無法依靠其他形式的能量，吃腦一族喜歡吃甜品，但白糖做的甜品只會讓人更容易疲倦，腦袋更遲鈍。

家中有孩子的特別需要注意，把甚麼食物放在飯桌上。父母家人是孩子的上帝，你放在飯桌上的食物可以成就一個孩子，也可以害了一個孩子。最佳的早餐組合就是碳水化合物（純麥片或者小米粥、雜豆粥、糙米粥、十穀粥、藜麥等，全都可以早一兩天做好，吃的時候再加熱）加蛋白質（蛋或者奶酪，即 yoghurt）加水果。

最好在食物裏加上稍微炒一下的番茄，以及椰子油。這是一頓營養全面的早餐組合。

提醒：水果要在飯前先吃，如果在飯後，可能引起胃氣脹。（待續）

三餐有「營」保大腦健康

麥片、小米粥、雜豆粥、十穀粥、藜麥、玉米爆谷等食物是全穀類複合性碳水化合物，都是沒有經過精煉的粗糧，不經精煉，等於它們的胚芽和穀糠仍完整保留著，而這些部分才是維他命礦物質最多的地方。

全穀與蔬菜和部分水果同屬於低升糖食物，可把菜或者肉豆碎、紅蘿蔔等混在粗糧中一起煮，味道很香！

為甚麼低升糖的食物對大腦和身體健康那麼重要？有證明嗎？英國史雲斯大學（Swansea University）心理系教授班頓（David Benton）曾針對一

腦細胞專挑葡萄糖，無法依靠其他形式的能量，吃腦一族喜歡吃甜品，但白糖做的甜品只會讓人更容易疲倦，腦袋更遲鈍。

群一年級學童進行實驗，發現吃低GI（升糖指數）早餐的孩子，在一系列腦力測驗中表現比較好。換句話說，做家長的如果想孩子聰明，最好讓孩子吃這類食物，年紀大以後不希望患上老人痴呆、柏金遜，也最好吃這種食物。相反，公仔麵、白飯、白麵、白麵包等，都屬於加工過的單一碳水化合物，這種東西，包括汽水、甜品等，都對大腦和整體健康不利。全穀類不僅是低GI食物（GI是升糖指數），還富含維生素E及維生素B群、葉酸、菸鹼酸等。維生素B群不僅能幫助葡萄糖充分利用，也能協助蛋白質代謝，是維持腦細胞正常功能的必要營養素；葉酸則與神經發展、記憶力有關。雞蛋要每天吃。雞蛋不僅有B群，優質的蛋白質也與製造細胞和神經傳導物質有關，而且還有豐富的維生素A、E、B_6、B_{12}、葉酸和鋅等活化腦力的營養素。尤其是葉酸和維生素B_{12}。

不少研究都指出，長期缺乏維生素B_{12}和葉酸，會使記憶力減退，甚至還可能提高罹患失智症的風險。很多人有耳鳴，也有可能與長期無法從食物中補充維生素B_{12}有關。（待續）

吃低GI（升糖指數）早餐的孩子，在一系列腦力測驗中表現比較好。

認識大腦的食糧

——根據資料，大部分耳鳴患者都缺乏維他命B_{12}。

維他命B_{12}對紅血球的製造和養份的代謝很重要，長期缺乏會令血濃稠，但建議不要自己隨便補充，應去醫生處檢驗，或做一個生物共振測試，要有客觀的根據，再為自己度身訂造一套食療。

繼續介紹大腦的食糧：應該每天吃富含B_{12}的雞蛋，蛋黃富含卵磷脂，是人體合成乙醯膽鹼（負責記憶力、提高反應時間和專注力的神經傳導物質）的主要原料。北卡羅萊納大學（University of North Chapel Hill）與杜克大學（Duke University）的一項小鼠實驗，發現卵磷脂的攝取還可能促進製造新的記憶細胞。

不要怕吃蛋黃，蛋黃令膽固醇高的說法已經像椰子油一樣，在幾年前被推翻了，蛋的有益的單元和多元不飽和脂肪遠超飽和脂肪，特別能增加我們需要用來控制膽固醇的高密度脂蛋白（HDL）。

椰子油也是大腦的食糧，它的中鏈脂肪酸跟其他脂肪不同，可由肝臟直接轉化為酮（Ketones），並通過血腦屏障提供能量給大腦，就算腦細胞有胰島素抗性都能夠吸收由椰子油轉化產生的能量糖份。

燕麥，也就是一般的麥片，在營養學界被稱為「大腦的糧食」。燕麥是低升糖（GI）食物，含豐富的維他命B、E及鉀、鋅等礦物質，有助於空間記憶及認知。燕麥中含有的「β-聚葡萄糖」可溶性纖維有助減少心臟疾病、動脈硬化和中風危機，這三者都是失智症的已知肇因。

此外，豆腐、黃豆也富含卵磷脂，也可作為健腦食物。

補腦要素 B_{12}

大腦健康非常需要維他命 B_{12}，這一點長期吃素的人更加需要特別注意。

不要怕吃蛋黃，蛋的有益的單元和多元不飽和脂肪遠超飽和脂肪，能增加用來控制膽固醇的高密度脂蛋白（HDL）。

維他命B_{12}存在於貝殼類海鮮、紅肉、動物肝臟、雞蛋和牛奶中，植物中則以紫菜、海帶含量比較豐富，必須及時補充。缺乏維他命B_{12}會出現神經官能症，台灣有一位長期吃素的婦人，因為極度缺乏維他命B_{12}導致急性精神混亂。

維他命B_{12}是人體製造神經傳導物質的輔助酵素，體內含量不足就會影響神經傳導物質分泌，可能出現記憶力喪失、失智、神經痛、末梢神經炎、睡眠障礙、注意力無法集中、情緒低落、耳鳴、與眼睛有關的病症、腎虛等。

也有研究發現維他命B_{12}與記憶的關連，美國塔夫茲大學發現，血中維他命B_{12}高者，記憶力明顯優於維他命B_{12}含量低者。但不建議自己隨便服用大劑量的維他命B_{12}，最好先去做一個生物共振測試，有一個較全面和慎重的開始。

食物中含有各種營養，但有些成分如果過分烹煮便會流失，譬如平常蔬菜清洗後，應該只用短時間、小量水烹調，盡量減低維他命的流失，礦物質則不會因加熱而流失的。

> 維他命B_{12}不足就會影響神經傳導物質分泌，可能出現記憶力喪失、失智、睡眠障礙、情緒低落、耳鳴、腎虛等毛病。

Omega-3對大腦有裨益

我們的腦袋中，約60%是不飽和脂肪（包括約10%的Omega-3脂肪酸），攝取富含Omega-3的食物，可保持細胞膜的柔軟度和彈性，使神經細胞的功能達到較佳狀態。

我常介紹的布緯食療、冷壓亞麻籽油、磷蝦油，還有雞蛋，都含有豐富Omega-3脂肪酸，深海魚的魚油也富含Omega-3。

Omega-3中的DHA是細胞膜的重要成分，尤其是腦和視網膜的細胞膜。無論是大腦操控的皮質功能、記憶力維持，甚至胚胎與幼兒的腦部發育，DHA都扮演著重要的角色。哈佛大學的研究發現，血液中DHA濃度高的人，日後比較不容易罹患阿茲海默症。平時多吃深海魚，包括三文魚、吞拿魚、馬友魚、沙丁魚、鱈魚等，專家建議，用烤魚或蒸的方式更能保留Omega-3。

另外，堅果可用來加入每天吃的點心中，是低GI食物。合桃富含

Omega-3，澳洲堅果（夏威夷果仁）和松子富含Omega-9油酸，都對腦和心血管有幫助，最重要的是，它們含大量維他命E，可用來防止體內的Omega-3氧化，還有礦物質硒也是抗氧化物質，可保護腦細胞不受自由基損害。

美國農業部研究發現，堅果類中還含有一種礦物質「硼」，會影響腦部的電流活動，使人的智能反應變得更靈敏。

水果中多吃漿果類，譬如草莓、藍莓、蔓越莓等。漿果類富含抗氧化物，有助減少自由基的破壞，延緩老化。（待續）

Ω-3中的DHA是細胞膜的重要成分，尤其是腦和視網膜的細胞膜。

藍莓、乳酪抗氧化

美國塔夫茨大學（Tufts University）人類營養研究中心的動物實驗顯示，三組分別餵食藍莓、草莓、菠菜等萃取物的小鼠，在運動神經功能（平衡感和協調性）、記憶力和認知能力的測驗，都得到比較高的分數；其中又以餵食藍莓的那組老鼠成績最出色。

這是因為漿果含大量抗氧化物質如白藜蘆醇等，以及維他命C和K，有效讓抗炎劑清除由細胞氧化所產生的自由基。

牛奶對腦部健康也有效用，因它能令腦部產生更多穀胱甘肽這種重要的抗氧化物質。但由於很多亞洲人對牛奶不耐受，會引起肚瀉或消化不良，寧可選擇其他含穀胱甘肽的食物，例如蘆筍、菠菜、牛油果等。如果沒有不耐受，也最好常吃乳糖較低的乳酪，記著要吃原味無糖的乳酪，不要任何添加物。乳酪含有的益生菌，對保持腸道菌叢平衡有幫助，但乳酪裏的益菌存活性不高，還是有必要補充益生菌。

如果不吃牛奶和乳酪，市面有無麩質、無奶製品的全穀早餐，包括*granola*和*muesli*，習慣上用牛奶泡軟，現在不用牛奶，可以考慮用無任何添加、無糖和無防腐劑的杏仁奶、榛子奶（*hazelnut*）、燕麥奶（燕麥就是做麥片的*oat*）等。希望吃得健康但很難找到健康食物是一種痛苦，以上這些果仁奶和早餐食品，都是「食療主義」找回來的一個很優質的英國系列健康產品。（待續）

乳酪含有的益生菌，對保持腸道菌叢平衡有幫助，但乳酪裏的益菌存活性不高，還是有必要補充益生菌。

吃甚麼思考會更敏銳？

繼續分享醒腦的聰明食物。吃甚麼可以維持敏銳的思考？

根據荷蘭一項研究發現，多攝取含β胡蘿蔔素的食物，即紅蘿蔔、甜椒、番薯、木瓜、芒果、深綠色葉菜等，都有健腦功能，當中排第一的是南瓜與南瓜子！

可以輪流喝這兩個蔬菜汁：

A：紅蘿蔔、甜椒、西蘭花加一片薑；

B：木瓜加芒果，也加一片薑。

南瓜子可以經常當零食吃，蒸南瓜和番薯可以是每天的早餐內容。提醒：芒果多吃會濕熱，南方的天氣已經夠濕熱，雖然芒果好吃，但吃適量就可以了。

很多人忽視礦物質鋅對腦健康的重要，鋅可幫助腦部發育，有助腦部的靈活運作，如果鋅攝取不足，容易導致記憶力衰退、注意力不集中。德州大學預防醫學與社區健康學系的山德史岱博士（*Harold H. Sandstead*）曾針對女性做了一個測試，他指出只要補足了鋅，女性的文字記憶力就會提高12%。很多人可能以為鋅只存在蠔一類的蜆殼類海產，其實南瓜子、葵花子、糙米都是鋅的食物來源。這裏南瓜籽再次被稱為醒腦食物！

有醒腦食物，當然也有損腦食物，排在前面的是汽水和甜品！所謂精煉糖的白糖，是一種極度加工的食物，可以很快被分解，容易引起血糖劇烈起伏，也會使腦部運作遲鈍。因此，一切用白糖做的食物都盡量不要吃。

代糖也不是好東西，這種人工化學物會影響神經系統，也影響神經傳遞素的正常反應，有很多研究報告已證實是對腦部無益，尤其是對已有糖尿病或腦退化症而血腦屏障已受損的人。孩子如果常吃，有機會影響學習能力，甚至出現多動、注意力不集中的情形。

研究發現，多攝取含β胡蘿蔔素的食物，都有健腦功能，當中排第一的是南瓜與南瓜子！

請大家一起做診斷

這系列分享腦退化知識的文章，是應T女士的要求而展開的。

她七十歲，醫院證實有輕微腦退化，以下是她的來信全文。讀者如果一直留意這一系列文章，相信也大概知道改善的方法了，不妨試試一起解答。首先請注意在*T*女士最終被確診腦退化之前，她的飲食與健康已出了甚麼問題。

*T*女士：「我的體重約105磅，高59.5吋。於四年前曾吃滷水豬耳幾次，驗血有膽固醇及高血壓，（嚴浩按：吃幾次滷水豬耳會引起膽固醇及高血壓嗎？）要長期食降膽固醇及血壓藥，自此後我平時多在家煮食，很少在酒樓或快餐店開餐。這兩年少吃肥膩食物、甜品。（嚴浩按：原來一直以來都愛吃肥膩食物與甜品，也習慣在酒樓和快餐店開餐，很多香港人都有這個習慣。這種外出用餐出名有四高：高鹽、高糖、高反式脂肪、高調味料，四高是血管殺手和消化系統殺手，日復一日，種種病症便會逐漸出現。）

「每天生果兩個，不愛吃辣、炸、食物，愛吃番茄做的餸，其他酸性的很少吃。我年輕時已有胃消化不良，所以食量不多，要少食多餐。二零一四年尾有胃酸倒流，現在仍吃胃葯 *BF-Famotidine Tablets 20mg*。（胃藥可能控制了胃酸倒流，但無法改善引起胃酸倒流的病因，所以吃了幾年後還在吃藥。有關胃酸倒流的知識與食療已經收集在我的書中，請參考《嚴浩天然養生藥廚》，這本書集中了這幾年來與讀者公開互動的食療精華，有種種改善現代流行病的成功食療方法，改善胃酸倒流與鼻敏感的食療只是其中的兩種。）已吃鼻敏感 *Chlorpheniramine Maleate Tablet 4mg* 十多年了。（如果一種藥吃了十多年都沒有把病治好，有沒有問一下自己：這是正常的嗎？）」（待續）

外出用餐出名有四高：高鹽、高糖、高反式脂肪、高調味料，四高是血管殺手和消化系統殺手，日復一日，種種病症便會逐漸出現。

以食療改善**膝痛**

T女士述說她被醫院確診患有輕微腦退化，細說在得這個症狀之前，她的飲食和生活方式。

T女士：「……以我年輕女人及瘦弱的體質，曾做了13年車胎和補胎生意，令我的膝頭、腰骨的軟骨磨蝕，兩膝不能屈膝蹲低，街症門診醫生說我的腰膝已退化，安排物理治療，只給我止痛葯食。聽說這些藥吃得多會傷胃，所以現改食另外一隻藥，吃後減少了痛楚。」（嚴浩按：按照她來信中說的「藥」名字，其實只是一種很普通的營養補充品，成功改善了她的疼痛，達到了藥物做不到的功效。身體需要營養，營養需要從食物中補充，當食物中缺乏人體所需要的營養，就需要從營養補充品中補充。當植物缺水，當務之急是為植物加水，但不加水反而使勁淋殺蟲水，這是甚麼邏輯？）

我曾經有多年膝蓋痛，嚴重的時候會站不起來，醫生說我的膝蓋半月板裂了，後來發現並沒有這回事。之後我試了很多辦法，包括T女士說的營養補充品，還是無法治本。

終於通過每天吃椰子油、注意保暖、服用益生菌、多菜少肉、每天吃小米粥保住胃部，之後便逐漸康復，雨天、冬天、上下樓梯都不再痛，這個經驗已經記錄在我的書中。

現在又發現了超級食物莧菜子代替每天吃的白米、白麵，關節更有力。整體健康有改善，很多病會逐漸康復，這種自然方法俗稱養生，有別於傳統醫學的精準性治療。

T女士：「由二零一四年開始我的短期記憶差了，總是忘記事物、東西，經常要到處找尋物件……」（待續）

想醒目，先照顧好腸

腦退化並不是一朝一夕形成，俗語說「積勞成疾」，不過這個「勞」不一定指生活勞累。

當食物中缺乏人體所需要的營養，就需要從營養補充品中補充。

根據最新研究，這個「積勞成疾」與腸道長期不受照顧引致菌叢不平衡也有一定關係。腦退化、柏金遜等疾病，都與腸道中益生菌長期缺少生存的條件有關，連同其他因素，就可以引致腦細胞的退化及提前死亡。

T女士半輩子都有消化系統毛病之後，「由二零一四年開始，我的短期記憶差了，總是忘記事物、東西，經常要到處找尋物件，晚上要記起早上的程序，想了很久才想到，去多間老人中心作簡單測試，滿分三十，但我只得二十六分。我很擔心五年後變成痴呆老人。我有失眠症已二十年，晚上約十時上床，七時便醒，但一小時後或多些時間才入睡，如十一時上床也要一小時有多才入睡，約個半鐘便醒一次，是自然醒，不是急小便，只是如果不去廁所小便，總記掛膀胱有尿，要去完廁所才安心，一晚約去四至五次廁所……」

嚴浩按：前文講過，有研究顯示睡眠障礙與腦退化有關係，但一般人為甚麼有睡眠障礙？原來很多情況都與消化、飲食及飲食的種類和分量有關。所以，有腦退化問題的人，容易先有長期性的消化和睡眠問題。

有關這些因素之間的聯繫考證，從世上愈來愈多的研究中已可看到，以後的預防醫學與治療醫學都會開始以改善腸道菌叢的平衡、防止太多惡菌戰勝益菌這個出發點，去面對腦痴呆、柏金遜症等腦退化的慢性病。服用有效的益生菌去改善腸道健康已是大勢所趨，希望以後連健康食療都會變成主流醫學所接受和重視的治療方向。益生菌的選擇以及健康食材我已經和大家分享了幾年，有需要了解更多可以聯絡「食療主義」。（待續）

腦退化食療秘方

丁女士還說：「晚上約六時半吃飯，約凌晨二至四時便餓醒，感覺到胃酸，很不舒服，要馬上吃四塊梳打餅和吃兩粒胃藥，便覺舒暢了。」

晚餐如果纖維和脂肪不足，也會半夜泛胃酸餓醒。試試莧菜籽番茄飯（代替飯和麵）：莧菜籽一杯（提前一個晚上泡水，把泡過的水倒掉），重新加兩杯水，電飯煲煮飯模式。煮好後的莧菜籽飯口感黏糯，按自己胃口吃飽，

希望以後連健康食療都會變成主流醫學所接受和重視的治療方向。

有多的話冷藏，再吃時蒸熱。吃的時候加一隻用椰子油炒過的番茄，釋出的茄紅素可幫助睡眠。這樣的一碗飯包含優良纖維、蛋白質和脂肪，都是人最需要的三大營養素！再隨意吃一些蔬菜和水煮蛋。

總的來說，改善腦健康的食療主角是益生菌；在膳食方面，每天最少一餐番茄莧菜籽飯加椰子油（一天一到兩湯匙，不建議直接吃），用酥油不時替換（Ghee，一天一到三茶匙，炒菜或者加入食物，不建議直接吃），要吃亞麻籽油（一天一湯匙，不可以加熱，可以混入蔬菜，或者在飯後直接吃）。如果仍然有胃酸問題，在飯前服用木瓜素。還有我介紹過的小米、藜麥、奇亞籽、蜂蜜、咖啡、蘋果汁，還有維他命、礦物質等。

最好先做一個「生物共振」檢查，用現代方法測試身體缺少甚麼營養，也看看有沒有其他因素影響，例如重金屬、地理壓力等。「生物共振」還有一個重要的康復功能，除了測試身體營養，經常做可以幫助改善人體自癒功能，這些信息我已經在書中分享過。（待續）

改善腦健康的食療主角是益生菌。

主動積極面對腦退化

上文說過：「患失智的人愈來愈多，但覺悟到自己開始失智的人並不多，一般是患者家人來信代問，自己發現又肯及時主動關注的人更是鳳毛麟角。」

T女士是自己寫信來問病的，為甚麼她會自己發現又肯及時主動關注呢？提筆寫信給一個陌生人，是一件表面上輕易，但可能絕對不容易的事，尤其是已被醫院確診有輕微腦退化。為甚麼T女士屬於鳳毛麟角的一位？我們繼續從她的來信中找啟發。

T女士：「……夏天我每天都去游水，我的體質是怕冷的，但每年十一月便去公園玩設施的運動，因我的膝頭受損不能跑步，只可步行，至五月中才再游水。」

這位女士習慣運動，也經常在太陽之下活動，這些元素都提升了大腦細胞的敏銳性，所以她會觀察到自己開始有失憶的現象，會主動去求醫，會主動尋找可能會幫助自己的方法。是生活習慣在最後關頭拉了她一把！

生活習慣好比社會制度，人有動物性，動物性是惰性，好的生活習慣是用人的意志主動積極把身心朝一個健康方向發展，成為習慣以後好比形成一個社會制度。你可以想像一個沒有制度的社會嗎？

根據「國際失智症協會」的資料：在全球範圍內，每三秒就多一個失智病人，有些失智病人連自己也不知道。按全球人口約七十億，香港人口約七百萬人計算，換成香港，即每三千秒便多一個失智病人，三千秒是五十分鐘，即約每一個小時就多一個失智病人，得病者可能連自己都不知道，可能我自己都是！不過，這個數字只是假設，重要的是腦退化程度不一樣，現在看來也不是絕症，關鍵是要注意飲食！

好的生活習慣是用人的意志主動積極把身心朝一個健康方向發展，成為習慣以後好比形成一個社會制度。

有益大腦和心臟的食物

自由基令細胞氧化，人就容易病，也容易老。

煙、酒、垃圾食物、超市買到的加工食物、過多的刺激食物都會產生自由基，牙周病的成因中也有自由基的因素；晚睡、負面思維、壓力、缺少運動、坐太多、站太多、運動過量、二手煙、空氣污染、電磁波、地理壓力，對身體造成壓力或者引起敏感的食物，也會產生自由基；一切對身體和大腦造成壓力的，都會產生自由基。

以下是一些抗自由基、對細胞和大腦好的食物和營養補充劑。

我曾經報道過一種脂溶性的抗氧化成分叫「蝦青素」（*Astaxanthin*），也稱為「蝦紅素」，「典型的抗氧劑每次只能抗擊一種自由基，但蝦青素有可能同時處理多種自由基。」這是一份研究報告的結論，證實蝦青素是維持大腦和改善大腦健康的重要營養成分，也有抗發炎作用，其抗氧化功效比大家所需要的輔酶 CoQ10 高無數倍。（*Naguib YM. Antioxidant activities of astaxanthin and related carotenoids. J Agric Food Chem* 2000）。

已有腦退化徵狀的患者，就更加需要每天補充蝦青素。蝦青素的來源與蝦無關，其實是海藻的提煉物，但蝦和三文魚等各種魚類吃了這微生物海藻就會含有蝦青素。所以除了直接食用蝦青素補充品以外，我經常介紹的磷蝦油也含有最豐富的蝦青素，如有需要可諮詢「食療主義」。

以下的食物也含有豐富抗自由基的成分：紅蘿蔔、菠菜、木瓜、番茄、乳酪、牛油果、蘆筍、蘋果、葡萄、漿果類、西蘭花、芥蘭、奇異果、橙、西柚、燈籠椒、椰子油、澳洲堅果油、葵花籽、杏仁、南瓜、南瓜籽、蘑菇、鱈魚、三文魚、全麥麵包、蒜頭、蛋等。

已有腦退化徵狀的患者，就更加需要每天補充蝦青素。

六秘方減低壓力荷爾蒙

上文說過，壓力和年紀都刺激身體製造太多引起大腦和心臟早退化的皮質醇壓力荷爾蒙，現在開始分享一系列調整秘方。

以下是六個減低體內壓力荷爾蒙皮質醇的秘方。

一、飲用咖啡應該謹慎，特別是長期生活在壓力下的人，這是減低皮質醇不正常上升的最容易方法，因此也提升了身體中DHEA的分泌，DHEA是製造青春荷爾蒙的重要成分。DHEA又名脫氫表雄酮，是一種合成荷爾蒙，在身體中自然產生，二十五歲到頂峰，三十以後隨年齡增長而遞減，八十歲時比起二十五歲減少80%。不要和魚類中含有的DHA混淆，DHA是Omega-3脂肪酸。

一杯Espresso分量的咖啡，在一個小時內增加血液中皮質醇濃度可以達到正常的30%！咖啡因為是靠腎臟代謝，每個人對咖啡因的排除速率並不相同，可能維持到三至十八個小時，皮質醇分泌在這段時間內可能不正常，有可能引起長時間的心律不齊，讓人感到壓力。

隨著年齡的增長，身體對咖啡的反應，也可能從以前不影響睡眠到引起失眠；平時已容易緊張的人，傾向焦慮失調的人，也不適合喝咖啡。如果咖啡引起的身體不適多過提神醒腦，那麼戒除咖啡是停止不正常分泌、提升新陳代謝的最容易方法。

身體不適的徵狀包括：心悸（心亂跳）、手心冒汗、手抖、焦慮、耳鳴、血壓升高、腸胃不適、腹瀉、睡眠障礙等。其實對咖啡的說法眾說紛紜，對咖啡的評價正反不一，而且都是有根據的研究，我個人認為，這些意見都應該參考，但每個人的身體情況都不一樣，年紀引起的內分泌狀況也不一樣。咖啡也容易引起骨質疏鬆，也有可能引起懷孕的媽媽流產。（待續）

五十歲以後順應生理時鐘

上文講到身體中自然製造的DHEA，是製造青春荷爾蒙的重要成分，但自三十歲以後，隨著年齡增長而遞減，八十歲時比起二十五歲減少80%。

市面上有這類營養補充劑，聲稱有助美容，還能延緩衰老，但根據法國國家衛生安全局在一份提供給衛生部長的報告中說，額外補充DHEA不但不一定有助於延緩衰老，還會引發各種其他嚴重疾病。法國國家衛生安全局的

隨著年齡的增長，身體對咖啡的反應，也可能從以前不影響睡眠到引起失眠；平時已容易緊張的人，傾向焦慮失調的人，也不適合喝咖啡。

專家認為，直到今天還沒有獲得任何有利的證明，與此相反，服用這種激素有可能危害健康。

六個減低體內壓力荷爾蒙皮質醇的秘方之二，注意影響睡眠的各種因素。五十歲以後，身體中夜間皮質醇分泌量會逐漸增加，有可能比三十歲高達三十倍！也就是說，年紀的增長可能影響內分泌，以致較難入睡。但另一方面，隨著年紀增長，生理時鐘也隨著改變，睡眠時間會調整為早睡早起，很可能晚上八、九點已開始打瞌睡，早上四、五點已經醒了。如果你不入睡，身體便會感到壓力，皮質醇分泌開始飈升，而且升幅可能是三十歲時的三十倍，結果變得更難入睡。

因此，即使年紀改變了內分泌，但如果你學會和身體溝通，順應變化，聆聽生理時鐘，早點上床，不為身體造成壓力，也不會刺激皮質醇上升，晚上煲電視連續劇是勞役身體，有百害而無一利。

四、五點鐘醒來後，你得為自己安排一些事情，當然不是打麻將、看電視、玩手機，最好是出門散步，或者打坐。（待續）

如果你不入睡，身體便會感到壓力，皮質醇分泌開始飈升，而且升幅可能是三十歲時的三十倍，結果變得更難入睡。

肌肉是你的**保護神**

六個減低體內壓力荷爾蒙皮質醇的秘方之三，就是經常做運動，特別要鍛練大肌肉群，即手臂、胸肌、大腿等部位。

發達的大肌肉能幫助大腦生產血清素（五羥色胺 *Serotonin*，與睡眠和沮喪有關）和快樂荷爾蒙多巴胺（*Dopamine*），這兩種荷爾蒙是負責減低焦慮和沮喪的重要內分泌，也是使我們快樂和青春常駐的荷爾蒙。

雖然運動時由於身體受壓會釋出皮質醇，但只要不是太激烈的運動，又能夠持之以恒的話，身體便會逐漸習慣，肌肉也會逐漸長出來。壯大的肌肉能令心肌和心臟更健康，皮質醇的釋出也會減低。所以，四十歲以後練肌肉比二十歲練肌肉更富健康意義，隨著年紀的遞增，五十歲以後做運動比四十歲更加重要，餘此類推。

不要怕遲開始，七老八十開始鍛練肌肉也不會遲，肌肉會隨著年齡而退化，但這是可以逆轉的，因為重新訓練肌肉，讓肌肉和線條再次變得強壯美麗，並沒有年齡和性別的限制！但要謹記訓練的重點：只控制飲食，肌肉還是會退化的；控制飲食再加上有氧運動，肌肉還是會退化；只有控制飲食，加上做帶氧運動，再加重量訓練，肌肉量才會增加！有氧運動即是散步、太極、游泳之類的運動，重量訓練即啞鈴、俯臥撐一類的力量鍛練，控制飲食的原則我幾乎每天都在講了。

所以，經常性的運動應該包括散步、重量訓練，和注意飲食作息，特別是上了年紀以後，老年人的肌肉退化了，沒有肌肉的保護，隨便一跌就很容易骨折。不管你是甚麼年紀，請帶頭運動，為了自己、為了家人都應該這樣做。（待續）

經常性的運動應該包括散步、重量訓練，和注意飲食作息。

終日疲勞無心機

六個減低體內壓力荷爾蒙皮質醇的秘方之四：小心升糖太快的食物。

除了明顯需要迴避的可樂、甜品之類以外，要特別注意澱粉類。壓力大的時候，身體往往會讓你想吃錯誤的東西，尤其是澱粉類的飲食，白飯、白麵、白麵包、即食麵之類。

有些人為了減肥，或者沒有時間吃正餐，會隔一餐不吃，或者不吃早餐，但對身體的危害等於吃太多的澱粉一樣，對腎上腺的傷害是最大的。定時進餐和吃全穀食物、蛋白質或健康的油，都能防止血糖飆升。吃白飯、白麵等快升糖澱粉會導致血糖迅速提升，然後掉下來，比吃之前還要低；隔餐不吃也會導致血糖降低。遇到這兩種狀況引起的低血糖，腎上腺都必須想辦法來提升血糖。

低腎上腺素跟低血糖，兩者往往都會同時發生，還會引起低血壓，結果又引起皮質醇分泌不正常。長期的壓力引起長期的皮質醇過高，皮質醇過高又引起長期的壓力，這是惡性循環，患者會感到終日疲勞無心機。

再發展下去就進入第二個階段：腎上腺疲勞，腎上腺疲勞症是加拿大另類醫療專家威爾森（James Wilson）在一九九八年首次提出的名詞，近年已逐漸獲主流醫學承認，但沒有相應對的藥物，因為患者可能沒有明顯病徵。患者總覺得疲憊不適、心情低落、失眠，常藉由甜食、咖啡、可樂等刺激性飲料提神，這是因為糖和咖啡會刺激腎上腺素的分泌，但往往只能讓人短暫清醒，不久又會感到疲勞。（待續）

小心升糖太快的食物，除了明顯需要迴避的可樂、甜品之類以外，要特別注意澱粉類。

壓力引致感冒又乾咳

很多現代人長期有無法斷尾的乾咳，又容易感冒，有沒有想過這是因為壓力引起的免疫系統失衡？

更具體來說，屬於腎上腺疲勞症。與腎上腺疲勞有關的病情有慢性乾咳、經常發作的感冒、氣管炎、哮喘，間斷發作的敏感，終日疲勞、肌肉痛，總是想吃東西，有部分人會低血壓和尿頻。

改善皮質醇高和腎上腺疲勞徵狀的關鍵是正確飲食：吃全穀類食物（譬如十穀米、麥片、藜麥、小米、雜豆粥等）、油脂豐富的魚類、每天吃亞麻籽油、椰子油、橄欖油、澳洲堅果油，還有水果和蔬菜。前文已介紹了大量食物，都適合這兩種徵狀。平時少吃多餐，注意補充水份，應該把一瓶水放在身邊，不要等口乾才喝，睡覺前和早上起來後都應該喝水。

六個減低體內壓力荷爾蒙皮質醇的秘方之五，是吃以下這些維他命和礦物質，可有助減低焦慮感，以及皮質醇過高而引起的身體不適，同時提升免疫力：鎂、鈣、鋅、鉻（*chromium*）、維他命B雜、維他命C、Co Q10、蝦青素（又叫蝦紅素）；還有人參、黃耆、五加皮（又叫刺五加）、五味子、紅景天、羅勒（*holy basil*）等，可以平時泡水當茶喝。

不過，要從這些草本植物中選一兩個適合自己的，譬如人參，並不是每個人都適合服用人參。最好做一個生物共振測試，科學地判斷自己的身體需要甚麼維他命、礦物質和草本植物。（待續）

平時少吃多餐，注意補充水份，應該把一瓶水放在身邊，不要等口乾才喝，睡覺前和早上起來後都應該喝水。

腦電波分秒**影響我們**

——六個減低體內壓力荷爾蒙皮質醇的秘方之六：腦電波。

腦電波是腦細胞活動的節奏。每個人每一天每一秒不論在做甚麼，甚至睡覺時，我們的大腦都會不時產生「電流脈衝」，稱之為「腦波」。德國精神科醫生Hans Berger於一九二四年發現，可以用簡單儀器從頭皮檢測到這種電流，毋須對被研究者作出任何入侵性的檢查，因而開發了研究腦電波的可行性。

腦電波與大腦狀態有直接關係：

一、Delta（δ），屬「無意識層面」的波。是恢復體力的睡眠時所需。直覺性與第六感的來源。意識的雷達網。

二、Theta（θ），屬於「潛意識層面」的波。存有記憶、知覺和情緒。影響態度、期望、信念、行為。創造力與靈感的來源。深層睡眠作夢、深度冥想時。心靈覺知、個人見識較強、個性強。

三、Alpha（α），慢速波時，臨睡前頭腦茫茫然的狀態。意識逐漸走向模糊。中間波時，靈感、直覺或點子發揮威力的狀態。身心輕鬆而注意力集中。快速波時，高度警覺，無暇他顧的狀態。

四、Beta（β），慢速波時，放鬆但精神集中。中間波時，思考、處理接收到外界信息（聽到或想到）。快速波時，激動、焦慮。

五、Gamma（γ），提高意識、幸福感、減輕壓力、冥想。

日常應用上，冥想和聽悠揚音樂可提升Alpha和Theta腦電波，令身心輕鬆而注意力集中，提升直覺或點子發揮。注意不要刺激Beta波，早上鬧鐘、過量咖啡和巧克力、濃茶、可樂、甜品等，都刺激Beta波進入快速波，人會變得躁動不安、焦慮，也就遏抑了我們最需要的Alpha和Theta腦電波。

每個人每一天每一秒不論在做甚麼，甚至睡覺時，大腦都會不時產生「電流脈衝」。

年紀愈大脾氣愈臭？

這裏順便講一下年紀和脾氣的關係，我注意到很多人在年過五十歲以後便逐漸變得沒耐性，到六十歲以後這個現象就更加顯著，似乎愈來愈沒有辦法控制情緒。

原來年紀愈大，分泌的皮質醇愈多，但生理調整荷爾蒙的能力卻愈差，因此五十歲以後，自我控制壓力的意識更形重要。這是有一套食療和辦法的。《長壽策略》的作者侯尼及瑞司塔克醫師，建議大家以壓力管理來保持心智清晰，讓生活變得簡單，學習「放下」，正面思考、控制情緒都可以幫助我們對抗壓力，專注而客觀。壓力會製造皮質醇這種壓力荷爾蒙，而壓力荷爾蒙會傷害腦細胞。即使去學一些新東西，但有壓力的強迫學習還是會產生壓力荷爾蒙，要鼓勵自己和家人培養嗜好，對有興趣的事情腦袋才會自然學習，而嗜好就是對大腦的健康刺激。

專家指出，同一時間不要做太多事情，現代人喜歡一心二用，看電視同時讀報紙，這也會產生壓力荷爾蒙和自由基，對記憶的殺傷力特別大。

運動大腦「手指操」

繼續講改善腦退化的方法。我在網上讀到一篇用簡單方法運動大腦的文章，很值得分享，對腦部手術後的康復與平時腦疾病的預防都有幫助。

中國工程院院士、復旦大學附屬華山醫院手外科主任顧玉東教授，經過五十五年的臨床研究和理論工作，研發出一套「手指操」。他自己評價這套操：手是人類神經感覺最為敏感的部位，神經纖維也最集中。腦部動手術後，腦循環會發生改變，手的動作形成大腦新的興奮點，有利於理解、記憶和思考。當記憶力、思考問題都解決了，大腦會不斷形成新的興奮點，那就不會退化，這大體就是此操的原理。

年紀愈大，分泌的皮質醇愈多，但生理調整荷爾蒙的能力卻愈差，因此五十歲以後，自我控制壓力的意識更形重要。

擔心老年痴呆問題的朋友，每天可以在下列方法中選擇兩至三種交替做。這套操通過刺激小指頭，不斷形成腦部的新興奮點，確保預防痴呆問題。

一、將小指向內折彎，再向後撥，做屈伸運動十次。

二、用拇指及食指抓住另一隻手的小指基部正中，揉捏十次。

三、將小指按壓在桌面上，用手反覆刺激之。

四、雙手十指交叉用力相握，然後突然猛力拉開。

五、刺激手心，每次捏掐二十次。

六、經常揉擦中指尖端，每次三分鐘。

早起、晚睡前各做完整的一次。會覺得手部發熱，睡眠好，晚上腦子可以修復得更好。平常可以選擇做其中的動作，不會有副作用。有些老年人起床後會感覺手指發脹，也可以做一下，有助於改善徵狀。如果每天都能堅持多次（早晚一次、平時也適當運動）進行完整的刺激，就能從而促進全身的血液循環，改善內臟的功能。

手是人類神經感覺最為敏感的部位，神經纖維也最集中。

Part 4
孩子食物中的陷阱

油炸食物食壞腦

一般人都以為吃油炸食物的壞處，只壞在有可能令人胃火上升，引起飛滋口瘡，或者臉上長痘痘，原來這東西的壞遠遠不止這些。

根據資料顯示，油炸食物最容易氧化和裂解，在體內產生自由基，造成腦部組織細胞的傷害。換句話說，油炸食物比起正常食物，那些已經被炸到炭化、沒有營養價值的垃圾，容易在體內裂解，產生比正常高的自由基，結果造成腦部組織細胞的傷害。

甚麼是自由基？自由基令我們容易生病、容易蠢、容易老，自由基是身體自己產生的廢物，當身體在消化食物，或遇到環境中的危害物質，例如香煙或電磁波輻射時，身體就會產生自由基；每一口呼出呼入的空氣也會產生廢物，這也叫自由基。由於這種東西的化學成分很容易氧化細胞，所以叫「自由基」，有如比蚊子還要小、幾乎看不見、「咬人唔使本」的蠓，這種東西可以自由自在、高高興興地咬人，你叫它「自由基」也不過分。

言歸正傳，油炸食物是其中最容易產生自由基的食物，如果體內不夠抗氧化物質去抗衡它們，我們就會更快衰退和老化。有一種表面不是油炸食物，骨子裏卻是非常垃圾食物的流行食物，你知道是甚麼嗎？（待續）

非常毒的即食麵

甚麼是「表面不是油炸食物，骨子裏卻是非常油炸的流行垃圾食物」？對了，那就是方便麵，台灣叫泡麵，香港叫即食麵。這種麵的製成方法是，煮熟後用含高量飽和脂肪的棕櫚油，或更糟糕的、充滿反式脂肪的氫化植物油炸至硬化，再壓成塊狀而成。

大自然的食物必定有一個腐爛分解過程，但即食麵（還有經過同樣加工原理的炸薯條、薯片）可以在食品架上屹立百年，即使變成粉末也不腐爛，

油炸食物令我們容易生病、容易蠢、容易老。

進入腸胃後也不易被自然代謝！除了麵本身是白麵粉精煉食品，糖份高會令血糖飆升之外，煮麵用的那包味調味料其實是高鈉味精素，還有防腐劑和各式添加劑，恐怕再難找到更不健康的食物。以下是內地和台灣針對即食麵的意見：

一、即食麵與調味包導致痴肥。即食麵經過油炸和加工，原本的營養被徹底破壞，只能夠提供熱量，結果造成攝入過多脂肪量、熱量，從而導致虛胖，並促成心臟病、糖尿病、高血脂、高血壓等與肥胖相關的疾病。

二、營養不良。據有關營養學家的調查顯示，長期食用方便麵的人，有60%的人營養不良，54%的人患有缺鐵性貧血，23%的人核黃素缺乏症，16%的人缺鋅，2%的人因缺乏維生素A而患上各種眼病，還會頭暈、乏力、心悸、精神不振等。核黃素又稱維他命B_2，缺少B_2會口角發炎，舌頭紅紫色或洋紅，鼻翼、眼瞼、耳朵等多處皮炎，眼睛畏光易疲勞、視力模糊、發癢流淚、眼睛痠痛、角膜充血。

三、早衰。由於油炸即食麵不容易被分解，進入腸胃後，它對維持人體生命的消化酶系統造成干擾破壞，令到器官提早衰敗。記得我說過「人從消化系統先退化」嗎？人的消化系統本來已容易早衰，即食麵更是引起早衰的最可怕食物之一。吃過即食麵，很長時間後還會嗝出味道，就是那些無法消化的即食麵，長期泡在胃酸中的結果。

為了這堆百無是處的垃圾，你的身體要額外付出多少代價！如果為了方便，可以考慮纖維豐富的純蕎麥麵（香港有些超市可能買得到），煮時放一隻番茄，煮好後加上有機的麻油、醬油、醋，簡簡單單，健健康康。還有我經常說的小米粥、雜糧粥等等，可以做好後放在冰箱，吃時才加熱，再加上一湯匙椰子油，比即食麵更方便好吃。我也曾經介紹過「食療主義」引入的一系列好味道健康食物，都可以考慮。

四、營養缺乏症。人體的正常生命活動需要六大要素，即蛋白質、脂肪、碳水化合物、礦物質、維生素和水，只要缺乏其中一種，時間長了，人就會患病。即食麵中的營養等於是百無！無法吸收到蛋白質和有益脂肪酸，譬如Omega-3油，無法攝取鈣、磷、鐵、鉀、維他命A、B和C等，反之，攝入的是危害人體的過量糖份、鈉和垃圾油脂。那些長期吃即食麵的人中，臉色幾乎都是青灰色，你找不出一個臉帶血色、容光煥發的。

為了你自己，為了家人，特別為了孩子的一生健康，不要貪圖方便，請開發新的食物種類！

即食麵即使變成粉末也不腐爛，進入腸胃後也不易被自然代謝！煮麵用的那包味調味料其實是高鈉味精素，還有防腐劑和各式添加劑，恐怕再難找到更不健康的食物。

即食麵難消化的真相

相信很人都看過一個在網上流傳已久的短片。

那是一位博士用膠囊相機拍攝即食麵和自家製的新鮮麵，分別在胃裏的不同消化過程，可清楚看到即食麵很難消化，比起新鮮食物，需要多很多時間，為身體增加數以倍計的壓力。

這個短片只是看到表面，無法看到即食麵為身體帶來的生化災難，味精在調味包裏必不可少。味精這種化學物對腦部的損傷很大，會令到神經傳遞素太過興奮以致受損，甚至死亡，在不同程度上減低認知和學習能力，逐漸引致阿茲海默症、柏金遜症等。

由於這種超級加工食品幾乎沒有纖維，故容易引起便秘。又由於它含有極多糖、果糖、精煉碳水化學物、人造添加劑，容易上癮，容易引發胰島素抗性和長期的體內炎症，特別是那些對小麥麩質有不耐受的人士。

根據二零一四年一項研究，一周吃兩次即食麵的女性比控制組的女性，

＊可參考：https://vimeo.com/64989646

有超過86%的機率產生代謝症狀，包括中央肥胖、高血壓、高血糖指數，以及較低的HDL膽固醇（即幫助我們控制血脂的高密度脂蛋白）等，這些代謝症狀會增加糖尿病和心血管病症的風險。

好味柴魚昆布高湯蕎麥麵

一般即食麵不是有益食品，今天特意介紹一個可以每天吃的健康方便麵，只需在一個星期中花點時間加工一下，就可以為自己和家人開創一條健康大路。

一段約十五公分的昆布乾海帶（街市、日本超市和「食療主義」有售），稍微用水沖一下，再放進500ml的水中浸泡約十分鐘，然後連水煮滾，同時加入一條已切塊的紅蘿蔔，水滾後繼續以中火煮約十分鐘，令昆布的鮮味和

味精對腦部的損傷很大，在不同程度上減低認知和學習能力。

胡蘿蔔的甜味充分釋放。十分鐘後，加入30-50克柴魚片，最好先把柴魚片放在湯袋裏。然後馬上關火，蓋上蓋子焗約三到五分鐘。切記，柴魚片不能開火久煮，否則會有苦味跑出來。

大約三到五分鐘後將柴魚撈出，柴魚昆布高湯已經做好。如果加料煮一大鍋，可以放在冰箱裏慢慢用。這個清香的柴魚昆布高湯還可以做火鍋湯底，也可以做茶碗蒸（日式蒸蛋）、味噌湯等日式料理。

蕎麥麵另外用清水煮熟，倒掉麵湯，加入已預備好的柴魚昆布高湯裏，記住，不要放在整鍋高湯裏煮麵，這樣高湯就不會混濁，可以留待下一次再用。

還可以在麵鍋裏加入新鮮的牛肉片、蔬菜，又或任何你喜歡吃的東西。這樣吃，既營養豐富又容易做，何須擔心即食麵難消化，何須味精、人工色素和防腐劑？何須把自己和家人的健康吃垮？不過，純蕎麥麵不容易買到，細看標籤便可以知道大部分都是混了麵粉的，為的是讓口感好一點，但對麥麩不耐受體質的可能有消化不良的反應。

如果想找純蕎麥麵可去「食療主義」，不過不一定有貨，最好先查詢。另外「食療主義」還有日式冷麵風味的調料「米醂」，又稱「味醂」，在準備好的麵上澆上米醂，加一點醬油和蔥花、芝麻等，一份健康的蕎麥冷麵就完成了。

可樂上癮很痛苦

對大腦而言，咖啡是一種捉摸不定的「藥物」，對咖啡的反應可能人人不盡相同，喝咖啡後可能會思路清晰，也可能是相反的會影響思考；可能會提神，也可能反過來會有催眠作用。

對我個人而言，以上情況可能只出現其中一種，也有可能在一天內都發生！總的來說，一天喝一兩杯無糖咖啡對大多數人來說可能是有益無害，但如果喝太多，過量的咖啡因會減少腦部及許多器官的供血量，提早老化，而且會令到腦脫水，影響思考，畢竟我們的腦是由八成的水構成，喝咖啡後要

這樣吃，既營養豐富又容易做，何須擔心即食麵難消化，何須味精、人工色素和防腐劑？

喝一倍的水去補充身體流失的水份。

一天喝超過兩杯咖啡就有機會上癮。一杯咖啡大概就是一份Espresso的分量，咖啡喝淡的比較好，對身體造成的刺激較少，盡量不要用紙杯或膠杯，熱水會釋出杯內壁的塑料化學物，有百害而無一利。

咖啡因還存在於茶、深色汽水、巧克力中，十二歲以下的小朋友要避免接觸咖啡因，包括上文說的深色汽水，一方面腎臟代謝功能尚未發育成熟，排除體內咖啡因的速度較慢，且一旦上癮要戒除就很痛苦了，有時甚至會出現嚴重戒斷徵狀，導致注意力不集中，影響正常生活、工作與學習，成人上癮後也會受到同樣的影響。這說明了為甚麼喝可樂也會上癮，我已不只一次報道過，對可樂上癮的大腦區域與毒品是一模一樣的！

為甚麼喝咖啡後可能會思路清晰，也可能是相反的會影響思考；可能會提神，也可能反過來會有催眠作用？（待續）

對可樂上癮的大腦區域與毒品是一模一樣的。

巧克力的陷阱

咖啡因會刺激神經系統與內分泌，除了咖啡中含有咖啡因，汽水、茶和巧克力中也含有咖啡因，所以不適合十二歲以下未發育的孩子，即使只是巧克力，也不可多吃。

很多家長任由孩子喝汽水、吃巧克力，很可能令孩子有無法控制的情緒問題，造成社交困難，甚至引發自閉症、多動症，以及肥胖所引發的各種徵狀。其實，任何成年人也不應該放任自己吃喝含咖啡因的食物和飲料。

適量的咖啡因可以提神，但提神過後，可能變得比之前更困倦。咖啡因進入體內後，刺激腎上腺分泌皮質醇，使血壓暫時升高，心跳加快，血液中的氧氣增加，提升短期記憶，也讓我們覺得比較醒神。

不過，不同人對咖啡的反應也不盡相同，身體對咖啡的反應不一定每次都一樣，因為身體中皮質醇的分泌量一天中有無數次的變化！如果喝咖啡那一刻皮質醇的分泌已較高，再加上咖啡的刺激，結果會引起過分亢奮，甚至焦慮不安，影響思維。

要知道皮質醇又叫壓力荷爾蒙，是基因安排人類在遇到壓力時提升身體表現以便逃命的，但這時的免疫功能會下降，因為若逃命不成功也就不需要甚麼免疫系統了。所以，經常喝大量咖啡有可能危害自癒系統。同時，年紀也對皮質醇的分泌有影響。

總而言之，從提神角度來評論咖啡，咖啡刺激了壓力荷爾蒙皮質醇的分泌，可以暫時提神，但如果你本來就需要睡眠，當咖啡效應過去後，你只會變得更加疲倦，因為你透支了心臟，如果你三番四次喝咖啡，希望三番四次提神，變成一個惡性循環，結果有可能引起失眠症，又或者無法進入深度睡眠。

任由孩子喝汽水、吃巧克力，很可能令孩子有無法控制的情緒問題，造成社交困難，甚至引發自閉症、多動症，以及肥胖引發的各種徵狀。

必須盡量避開的食物

我曾在專欄報道過，一切垃圾食物中，最危險的食物是糖！

重溫以下一項實驗報告：新南威爾士大學（*The University of New South Wales*）是澳洲一所世界頂尖研究型學府，大學中的研究員發現，老鼠吃了垃圾食物六天，大腦功能已經開始衰敗，而且無法恢復！垃圾食物包括：甜品糕點、炸薯條、薯片、餅乾、甜麵包圈、汽水飲品一類的食物。

研究人員又做實驗，讓實驗鼠吃健康的食物，但隨意喝糖水、吃甜品，結論是：「即使飲食結構沒有高脂肪，只有高糖，一樣會造成大腦迅速衰敗……」（這裏的高脂肪食物是指垃圾食物中的反式脂肪。）造成這個現象的生化反應叫「糖基化」，身體「糖基化」的原因只有一個——因為吃進太多甜品！

毋須因為你同時吃太油膩或太垃圾的食物，又或缺少蔬菜水果、抽煙、喝酒……除了愛吃甜品、愛喝汽水，不需要再多的條件，糖基化就可以輕易發生！

過多的糖對身體造成破壞，兒童時代會出現情緒問題、交友困難、注意力不集中、骨骼發育障礙等問題。隨著年齡增加，全身細胞加速衰老：頭髮稀少、器官與皮膚變得鬆弛、關節不靈活且發出聲音、皮膚愈來愈差……

各種汽水都含高糖，加工食物與商品飲料中的各種代糖、玉米糖都害人不淺，吃了這些東西連實驗鼠都變得反應遲鈍。白老鼠吃漿果、菠菜和奧米加3含量高的魚，到了老年仍然機靈；反之吃高糖飲品和食物及反式脂肪的白老鼠會過重，會有糖尿病，隨着年紀的增長也逐漸帶來善忘、大腦縮小退化。

不過，真正優質的蜂蜜可以吃。

過多的糖對身體造成破壞，兒童時代會出現情緒問題、交友困難、注意力不集中、骨骼發育障礙等問題。

餐桌上的新興食物

專家推薦地中海飲食方式，本欄已介紹過從地中海飲食發展出來的「新興食物無餓減肥法」，想讓希望通過飲食改變健康的讀者再重溫一次。

由於過分肥胖本身可被視為一種病態，人類很多種病的元兇都有可能是肥胖引起的，包括腫瘤、腦退化、心臟病、中風、糖尿病等，也包括Dr. William Li所提到的異常微血管增生，所以能幫助減肥的食療也是改善健康的食療。

地中海飲食大致上是：少肉多蔬菜水果、橄欖油、豆類、堅果、香料；澱粉類食物適量，要避開白飯、白麵這類加工食物；魚、海鮮經常吃，或每周至少一到兩次；禽類和蛋適量，或每兩天或每周一次，我自己則每天都吃幾隻蛋。酸奶（乳酪）適量，或每天一次到每周一次。紅肉、甜食少吃。要做足夠運動和曬太陽。

這種飲食方法因為紅肉較少，有益的脂肪較多，故有助減低柏金遜症、心血管疾病、癌症和腦退化風險。不過，這個飲食結構可能沒有照顧到亞洲人的飲食習慣，亞洲人的飲食傳統無法離開米、麵食物，只是這類澱粉質會使飯後不久就血糖驟降，導致昏昏欲睡、情緒波動、飢餓感增加，很快又會感到餓。

可是限制澱粉缺少碳水化合物，會在餐後無飽肚感覺，加上少肉或者不吃肉，又可能引致長期缺乏不同類型的脂肪和蛋白質。我介紹的新興食物飲食方式，用莧菜籽代替飯麵等做主食，介紹的酥油和椰子油，則把減少肉類後可能出現的飽和脂肪酸攝取不足風險降低。莧菜籽、藜麥、蕎麥、奇亞籽這種超級碳水化合物，既營養豐富，也是高質量蛋白質的來源，所以是時下的超級食糧，比白米白麵等精煉食糧更有益，起碼值得與平時的飯麵交替食用。這些新興食物的食用方法可諮詢「食療主義」。

莧菜籽、藜麥、蕎麥、奇亞籽這種超級碳水化合物，既營養豐富，也是高質量蛋白質的來源。

Part 5
「飯後渴睡症」抽絲剝繭

食完飯之後渴睡

大蘋果小姐在幾年前曾經來信，訴説皮膚經常癢。

導致皮膚發癢有多過一種原因，中醫説的肝熱是其中一種。現代人有很多生活方式帶來的健康問題，譬如晚睡，習慣性晚睡有可能帶來肝熱，肝熱會引起皮膚癢。肝熱的成因也來自經常吃煎炸、油膩等食物；或飲食雖然基本上健康，但長期要承受壓力、飲酒、睡眠質素欠佳等等。當然腸道不健康、食物敏感也會引來皮膚癢。現代人不知道為甚麼很多有麩質不耐受問題，喜歡麵食、麵包、蛋糕的人如果皮膚容易過敏，試試留意平時的飲食與皮膚過敏的聯繫，可能停了這些食物就能有改善。也可同時試試服用我介紹過很多次的瑞典益生菌和蒜頭水，一方面改善腸道消化，幫助排出肝的毒素，同時減低真菌的影響。

人類靠食物維持生命，食物選擇恰當可以成為食療，但同一種食物未必適合所有人，譬如以下這個案例，這位小姐受盡食物的困擾，如果及時使用生物共振測試的方法，有可能幫助她了解自己的身體到底需要甚麼食物，以及應該避開甚麼食物。

大蘋果小姐來信（二零一六年十二月十三日）：「又是幾年過去，上一次寫信給你已是二零一三年。也試着無麩質飲食改善自己的皮膚敏感情況，進展良好。想請問嚴先生有沒有味精敏感的個案可以分享？我這一年來，帶飯上班，多以沙律為主，減少調味，避免外食，所以對外食的反應有明顯感受。若叫外賣，食完之後的渴睡反應令我困擾，曾懷疑是糖尿，不過醫生驗血長期跟進，所以排除糖尿的可能。」

答：「可能未必是味精，你平時自帶甚麼食物？外賣叫甚麼食物？」

食物可以維持我們的生命，也可以好像浮沙一樣，讓我們在糊里糊塗中愈陷愈深，不可自拔。了解你的身體，了解你的食物，不要被食物吃了你，拒絕糊里糊塗過一個多病痛的人生。

了解你的身體，了解你的食物，不要被食物吃了你，拒絕糊里糊塗過一個多病痛的人生。

炸雞髀會引起頭痕？

大蘋果小姐為了改善健康，一年來都帶飯上班，「多以沙律為主，減少調味。若叫外賣，食完之後有嚴重渴睡反應」，她懷疑是食物中有味精。

味精是否安全至今各有各的説法，有的同類調味品為了避嫌，叫自己「雞精、肉素」之類，當然不一定所有的調味品都不健康，但便宜的味精可能化學成分太重，一般餐館也會放太多，同樣也放太多鹽，這都可能會引起飯後口乾。味精過敏的症狀包括臉部充血、頭痛、昏眩、舌頭腫脹、心跳加速、頸部僵硬、上肢出現麻痹刺痛等，這些徵狀會維持一至兩個小時，嚴重的會引發氣喘。味精中毒要多喝水。

味精引起嚴重渴睡好像不常見，應該是別的食物問題，最大嫌疑是澱粉。我問大蘋果小姐平時自帶甚麼食物？外食又是叫甚麼食物？大蘋果小姐：「一般我都帶沙律，以蘋果青瓜生菜為主，汁醬多是檸檬汁香草 Olive Oil（橄欖油）。有時是日式拌麵，以素食為主。在家沒有用味精也少用鹽。

每次在吃完外賣後，就會渴睡得好像喝醉酒一樣，頭暈心跳。

晚餐多以湯米粉為主。外食就是在公司叫茶餐廳外賣飯盒，有時會在街外用餐。每次吃完外賣後，就會渴睡得好像喝醉酒一樣，頭暈心跳。試過叫炸雞髀加菜，吃後整個下午痕到不行，頭皮耳朵尤其嚴重，得躲到廁所抓癢，完全無法專心工作……」

拌麵、米粉、外賣飯盒……基本上離不開澱粉質，這是典型的亞洲人食物，容易引起渴睡。我也無法離開澱粉，但我已經用莧菜籽、藜麥當飯，完全代替了白色澱粉類食物，這種食物比較不容易引起渴睡和浮腫。我會在之後的文章中建議一些在快餐店買得到的「比較健康食物」。

餐後渴睡三種食物有罪

引起餐後渴睡的食物基本上有三大種：

一、白飯、白麵（包括即食麵）和白麵包一類的澱粉質會引起人渴睡；但粗糧譬如十穀米、糙米，還有莧菜籽、藜麥或各種豆類，比較不易引起人渴睡。

二、甜品和太鹹的食物都會引起人渴睡。大蘋果小姐說速食類食品吃後令她渴睡，基本上所有速食店都是三高一多：高鹽、高糖、高味精、多油，都是令人吃後渴睡的東西。

三、這類食物很少人知道會引起渴睡——引起肚皮脹氣的食品會讓人渴睡！例如有泡泡的二氧化碳飲品、汽水、啤酒之類；你不會想到連口香糖也會引起人渴睡，因為反覆嚼口香糖時會同時吞入空氣引起腹脹！

橫膈膜是幫助肺有效率呼吸的主要肌肉，當肚子吃得太脹或進入了太多氣體，膨脹的腹部會頂着橫膈膜，肺部吸入的氧氣隨之減少，氧氣不足引起渴睡。我們飽餐後摸着脹起的大肚子說「飽得無法呼吸」，其實是身體真實的現象，橫膈膜肌肉被頂住了，無法幫助肺有效地呼吸，本來飽餐後已需要更多氧氣幫助器官消化食物。含二氧化碳的泡泡飲品，會進一步增加身體中原有的二氧化碳濃度，這都是令人渴睡的東西。

如果你吃了以上的食物後希望喝一杯咖啡提神，將進一步透支體力，好比從已見底的銀行户口透支，咖啡因效應過去後會更加渴睡。偏偏以上渴睡因素都是我們平時速食店食物的主要組成。

大蘋果小姐又說，吃了炸雞髀後「整個下午痕到不行，頭皮、耳朵尤其嚴重，得躲到廁所抓癢，完全無法專心工作」，這是另一種垃圾食物流行後新興的流行病。

偏偏以上渴睡因素都是我們平時快餐店食物的主要組成。

炸雞髀引起頭痕的內幕

大蘋果小姐吃了炸雞髀後「整個下午痕到不行，頭皮耳朵尤其嚴重，得躲到廁所抓癢，完全無法專心工作」，這是因為煎炸食物引起虛火上升。

根據《內經》七十四章「至真要大論」中的病機十九：「諸痛癢瘡皆屬於心火」，說明痛與癢都和「心」與「火」有絕對關係。煎、炸和烤的食物，披薩、油條、餅乾、炸花生、以及種種速食垃圾食物，因為燥熱、太鹹或太甜，都會影響到體內的水份與血液。龍眼、荔枝也偏燥熱。

以上這些食物，有人吃了會皮膚癢、頭皮癢，甚至有可能引起頭皮屑多過麵粉。這也說明為甚麼有些人吃了這類食物會虛火上升生口瘡。

有人問，為甚麼食物過鹹會引起渴睡？鹽太多，鈉會留在血液和肺組織中，引致呼吸不暢、氧氣不足，身體會覺得沉重、疲乏、手軟腳軟。太鹹也會引起高血壓，唾液分泌減少，口腔黏膜水腫。

其實所有食物，包括水果和蔬菜，已經有天然的鈉，味覺敏感的人可能會感覺到天然食物中有一點鹹鹹的味道。吃得太鹹要多喝清水或者檸檬水、椰青水和淡豆漿，不應該喝含糖的飲料。淡豆漿中90%以上是水份，而且跟椰子一樣含有較多的鉀，可以促進鈉的排出。

煎炸食物引起頭皮發癢！食物過鹹同樣引起渴睡！

餐後渴睡一刀切

如何避免餐後渴睡？從不要吃太飽開始，有七成飽就放下碗筷。

吃含蛋白質高的瘦肉，譬如雞胸肉；試試愛上吃堅果，合桃、杏仁、巴西果、夏威夷果仁（澳洲堅果）等，堅果令人飽肚，又含有健康的油脂；多吃深綠色菜和十字菜花如西蘭花、椰菜花；蔬菜裏的蘆筍、番薯、粟米都是低升糖碳水化合物，適量吃比較不容易令人渴睡。當然如果你可以自帶莧菜籽、藜麥、小米做的飯代替白飯、白麵、公仔麵之類就更理想。避開太甜、太鹹、太油、汽水、甜品、口香糖這類食物。

以上數篇我們持續分析大蘋果小姐飯後渴睡的原因，把大部分食物引起的渴睡可能性都探討過了，以下繼續分享她的一段經歷，是大蘋果小姐自爆「食物渴睡」最嚴重的一次，但這次我邀請讀者們一起分析，如果你讀過以上的文章，相信你有可能也成為了一位健康偵探。

大蘋果小姐：「最嚴重一次，是在抽血後，因為抽血，之前一晚開始禁食。所以，一抽完血馬上就近茶餐廳吃了港式早餐，內容有沙嗲牛麵、煎蛋午餐肉。事後跟醫生溝通，他說當時我的血紅數很正常很好，血糖也很好，排除了貧血和糖尿的可能……」（待續）

嚴重飯後渴睡症

大蘋果小姐在抽血前一晚開始禁食，第二天沒有吃早餐，餓着肚子，經過舟車勞累，之後如約到了醫務所抽血，經過一番折騰已經餓到腳軟，「一抽完血馬上到就近的茶餐廳吃了港式早餐，內容有沙嗲牛肉麵、煎蛋和午餐肉。用餐後起來埋單，就在櫃枱前眼前一黑，我硬撐着坐計程車回到公司，回到安全地方，旋即趴在桌子上睡着，然後斷片……」大蘋果小姐沒有糖尿病，沒有貧血，為甚麼會出現「嚴重飯後渴睡」症？

記得我們以前說過，飢餓令人血糖低、疲倦、昏昏欲睡，這時候吃了

用餐後起來埋單，就在櫃枱前眼前一黑，我硬撐著坐計程車回到公司，回到安全地方，旋即趴在桌子上睡著，然後斷片。

高升糖食物，血糖突然升高的結果，是人雖然會很快精神，但由於高升糖食物缺乏營養，無法支持在不斷消耗中的身體，血糖隨後會像過山車一樣以垂直插水般的速度下跌，而且跌得比吃東西以前還要低。好比一支煙花以火箭速度飛上天，但由於沒有後繼的燃料支持，火藥燒完後只會更重的摔落地上。

飢餓的時候吃一個高升糖大餐，是第一個飯後渴睡的因素。但這只是其中一個原因。

沙嗲牛肉麵、煎蛋和午餐肉，這些食物含有能量，但有營養嗎？這些食物一看就知道很鹹，沙嗲很鹹，午餐肉也是百分之百的高鹽食物，由於食物過鹹會引起渴睡，這是第二個飯後引起渴睡的原因。（待續）

高升糖食物缺乏營養，作用於血糖，好比一支煙花以火箭速度飛上天，但由於沒有後繼的燃料支持，火藥燒完後只會更重地摔落地上。

午餐肉與奶茶的秘密

午餐肉、腸仔是港式快餐的流行食物，這兩種食物的成分很相近，明白了一種的底細就可以知道另外一種。

以午餐肉為例，到底甚麼是午餐肉？其實這東西含有大量澱粉，再加上鹽、調味料和人工色素。名為午餐肉，但其中有多少肉、是甚麼部位的肉，真是無從稽考。

這樣就帶到第三個引起飯後渴睡的原因：過度加工的澱粉類食物會引起飯後渴睡。白麵粉做的麵、麵包，還有白飯，都是高升糖食物。你看大蘋果小姐的港式早餐：沙嗲牛肉麵、煎蛋午餐肉，雖然品種才兩個，但哪一種離開了澱粉類？單單午餐肉本身已佔了兩個引起渴睡原因：高鹽、過度加工澱粉類。當然腸仔也一樣。

第四個引起飯後渴睡的原因沒有出現在大蘋果小姐的港式早餐菜單中——港式早餐通常送一杯咖啡或者奶茶。大蘋果小姐沒有說她當天喝了甚麼，我們先回顧一下她當時的情形。她是「用餐後起來埋單，就在櫃枱前眼前一黑」，說明這個身體失控前後的過程很短。

如果是無糖無奶的黑咖啡，咖啡因的作用可能會讓她支撐到起碼上了交通工具後才「眼前一黑」；如果是加了糖和奶的咖啡，可能在等車的途中已經「眼前一黑」；但如果是加了糖的奶茶，就很有可能「用餐後起來埋單，就在櫃枱前眼前一黑」。

她可能只在奶茶中放了一茶匙餐桌白糖，也可能根本沒有放糖，但你可知道：奶茶這種食物對體內的水份與血液有干擾性，屬於只可以偶然喝的趣味食物，不建議每天喝或經常喝。（待續）

過度加工的澱粉類食物，例如白麵粉做的麵、麵包，還有白飯，都是高升糖食物，會引起飯後渴睡症。

奶茶是前列腺殺手

——港式奶茶和鴛鴦都是香港人最鍾情的土產飲品。

其實奶茶來自英國，從英女皇的三點鐘下午茶開始，英國大部分人都喜歡在茶中加糖加牛奶來喝。香港將一樣普普通通的東西演繹成一種獨特的土產——絲襪奶茶，名聞中外！香港奶茶用的鮮奶也有創意，把水份蒸發了一半，成為真正的淡奶，味道馬上比英式奶茶更香滑、濃厚。

但好味的食物不一定健康，如果天天喝，無論是英式還是港式奶茶，都會導致各種健康問題。有營養師指出，淡奶的熱量比鮮奶高，容易令人肥胖。

有些淡奶用植物脂肪製造，是一種人工合成品，更不健康，反式脂肪含量極高。牛奶也是令很多大人和小孩都有牛奶不耐受的徵狀，程度未必嚴重到會急性過敏拉肚子，但可能難以消化而導致肚脹，或者有胃氣。有些人長期有胃氣，但又不明白是甚麼原因，如果試試戒奶茶，或者會有意想不到的改善。

最近德國人做過一個試驗，顯示雖然茶富含抗氧化物質，對心血管健康有益，但加上奶後卻成為障礙。研究人員表示，這可能就是為甚麼英國的飲茶文化並沒有明顯減低英國人患心臟病的風險。我們香港人喝奶茶的習慣又帶來了甚麼風險呢？我沒有注意到香港在這方面有甚麼研究，但蘇格蘭曾經有研究發現喝奶茶多的男性較容易有前列腺癌，有一位中醫曾經跟我說奶茶是前列腺殺手，我在幾年前已經報道過了。（待續）

奶茶是前列腺殺手。

曾經年少不懂愛自己

在快餐廳中最健康的飲品除了白開水、黑咖啡、不加糖的熱檸檬水，從前還有更經典的飲品叫「谷咕」，就是Cocoa，即可可粉。

根據二零零八年《*British Journal of Nutrition*》期刊「*Cocoa and health: a decade of research*（可可與健康，近十年的研究）」指出，可可中含有黃酮類化合物，是強大的抗氧化劑，功效是抗發炎、維持血壓正常、改善血管內皮功能、減少血栓、增加血液流動，也被認定與抵抗或延緩腫瘤形成有關。

有這樣功能的食物，適當飲用也有去脂肪和減肥的功效。可惜現在大部分茶餐廳已不再供應「谷古」，雖然超市中仍可隨便買到，可惜有機的可可粉還是不容易找到。喝可可盡量不要加白糖，寧可加粗糖、黑糖或蜂蜜。溫熱檸檬水可以減酸，幫助身體保持弱鹼性，預防骨質疏鬆。

大蘋果小姐：「從前年輕不愛惜自己，一吃過就睡，皮膚爛了都不會戒食煎炸、冷凍、甜和垃圾食物——就是垃圾食物養成的人！惡性循環下，體重無法控制，有哮喘、氣管敏感、皮膚敏感、鼻敏感……這一年多我盡量控制，皮膚狀況很好，但食完飯後像酒後般的昏睡，很令我困擾。

「因為已經排除了睡眠不足、睡眠不好和貧血等因素。我就想到嚴浩先生了……幾個月過去，期間夾着聖誕和新年兩大節日，又遇上一件特別事，目前我午餐多是沙律，偶爾是伴麵，連晚上也盡量避開澱粉質，即使外食，也盡量是一碗粉一碟菜。白糖做的東西在控制下可免則免，現在飯後的昏睡和頭暈反應很少發生，皮膚狀況很不錯。謝謝嚴先生的指導。二零一七年四月六日」

嚴浩老懷安慰，回答說：「很好很好。建議服用信得過的益生菌產品，提升身體素質。」

從前年輕不愛惜自己，一吃過就睡，皮膚爛了都不會戒食煎炸、冷凍、甜、麥當奴——就是垃圾食物養成的人！

Part 6
抗衰老的健康衛士：鋅

自然療法填補醫藥空白

中醫、西醫和我們倡導的自然療法並無牴觸，人類沒有完美醫學，不同方法起互補作用。

譬如西醫無法在手術後的護理發揮作用，但自然療法恰恰填補了這個空白，以下此案例是西醫和自然療法完美結合的典範。但我想請大家先想想：為甚麼同樣健康資訊和管道遇到不同的人，有的會有完美結合，有的就很遺憾？以下來信是通過「食療主義」生物共振營養顧問吳小姐轉來，謝謝吳小姐。

陳小姐在信中提到：「我於二零一一年十月得悉有子宮癌，已經發展到二至三期，於是瞬即做手術切除子宮及卵巢，手術成功，但從此腸胃變得很差，經常肚瀉，左腿容易水腫，睡眠質素極差，還加上夜尿頻；同時耳後老是出濕疹，白血球持續偏低，擾攘了數年，一直是差不多情況，最辛苦是每走幾步路就腿腫難行。每年十月是濕疹最癢日子，再去看西醫但沒有改善方法；去看中醫，中醫中藥對精神氣力方面有些幫助，但幫不了腿腫問題，也幫不了濕疹。後來自己試嚴浩偏方的蒜頭紅豆粥對腿腫有幫助，故有了信心……」

陳小姐接受了子宮癌切除手術，因為手術後護理不是西醫專長，身體出現很多狀況，健康愈來愈差，後來她根據我的書自行調理，身體開始有改善。

陳小姐繼續說：「到了二零一五年七月開始服食布緯食療，很快有療效，睡眠改善，於是信心再度增加！八月時去食療主義做生物共振測試，發現小麥、豬和鴨都對身體造成負荷，但對布緯食療則沒有不耐受。測試結果也顯示靜脈比較弱。自此戒口，同時開始食用益生菌、Co Q10、維他命C和菠蘿酵素幾種營養補充品，並繼續食布緯鮮芝士加亞麻籽油（即布緯食療）。到十月再跟進做測試時，顯示各方面都有很大改善，腿沒有那麼腫和麻痹，但濕疹還未好，於是加了維他命B的補充，並一周兩回用生物共振做調整和能量平衡，過程中針對經絡、淋巴和腸道的排毒。

「十一月三十日再跟進做測試，此時排洩已經暢通，腸道和消化系統的改善最大，睡眠改善了，夜尿只有一回，整個十月濕疹沒有發作，腿要走了很遠才會腫，但沒有以前腫得那麼厲害而且很快自動消腫。」（當經絡、淋巴和腸道健康，大部分的病都不會出現。）

由八月起三個月內能有這樣的成績，當然也是因為陳小姐正面、積極、肯戒口又持之以恒，還有就是得到她女兒的鼓勵與支持，陳小姐表示十分滿意和感恩。自己積極配合，家人正面支持，有了這一點才叫完美結合，所以陳小姐的康復是有迹可循，絕對不是奇迹！謝謝陳小姐的分享，你為有需要的人帶來了希望，你是一位天使！

術後護理不是西醫專長，食療加生物共振做調整，身體開始有改善。

男女老幼都需要鋅

美國主流名醫Hyman醫生用另類療法，使患有多動症／自閉症的孩子完全康復，他用的營養補充品中包括鋅（Zinc）。

鋅這種礦物質我們似懂非懂，很多人知道生蠔中含有大量鋅元素，但它不像維他命C一樣家喻户曉。男人中可能知道一點：如果鋅不夠，影響表現，也缺乏精子。

到底鋅對甚麼人有用？不問不知道，一問嚇一跳，原來全人類，包括男女老幼，人人都極需要鋅，鋅長期不足可以很大件事，包括：削弱蛋白質和脂肪的消化；無法正常消化肉和蛋，以致經常肚瀉或者便秘；阻慢肝臟排毒；減慢孩子的發育和成長；修復能力下降，令傷口難以癒合；失去味覺嗅覺，所以也沒有正常胃口；腦部神經無法正常傳遞；腦混亂；男女荷爾蒙無法正常分泌；男人精子不足。

鋅也是重要的抗氧化物質，能驅走傷害細胞的自由基，保護免疫系統並控制發炎，如果長期缺鋅，徵狀可能還包括皮膚炎、免疫系統失調、睡眠質素欠佳、短暫記憶欠佳、很多時是能夠記號碼，但記不住人名、有學習困難尤其是算術和數學。還有經常疲累、不能專注、情緒化和多動症／自閉症，如果是孩童更是一步也不願意與媽媽分開。

如果再加上缺乏維他命B雜，便容易感冒、感染、容易撞瘀、掉頭髮、指甲脆弱易斷有橫紋、指甲上有白點、早上容易作悶、膚色蒼白對曬太陽敏感、上腹不適、女士經期不穩定……

以後看見指甲脆弱易斷有橫紋、有白點，可以不去算命，你已經知道大概是甚麼原因了。

鋅是重要的抗氧化物質，能驅走傷害細胞的自由基，保護免疫系統並控制發炎。

缺鋅大件事！

缺鋅是一個大題目，但你又是否知道：我們如果缺鋅，即使每天補充消化酵素都等於零！

讀者們對酵素並不陌生，都知道每天必須補充酵素；事實上，酵素不只是為了保證消化正常，我們身體每一項功能，不論是消化、運動、排毒抑或新陳代謝，總之有五千多個功能都需要酵素來推動運作！你可以想像，我們這副臭皮囊包着的竟是一個無比精細的生化有機物嗎？

但有了酵素還是無法啟動，很多酵素需要和維他命或礦物質結合才能工作，如果缺乏某些元素，不止出現手指掉皮、皮膚乾燥或流牙血等貌似無關痛癢的徵狀，還會在不知不覺間破壞體內的重要機能。其中的鋅元素影響非常廣泛，只是鋅一個元素已經是超過三百個酵素所需要的「輔因子」（co-factor），就是說，沒了它那些酵素都不能發揮作用。

順便說一下其他的維他命和礦物質：缺鉻（*Chromium*）會影響糖份的

代謝，增加糖尿病的風險；缺乏維他命B群就難以將葡萄糖轉化成ATP（三磷酸腺苷），而ATP是每一個細胞裏產生能量的發動機；缺鐵會貧血，令人疲倦和影響學習能力；缺鈣會影響骨骼及牙齒健康，阻礙肌肉和神經正常運作，並減低維他命B的吸收；缺鉀會影響肌肉與神經功能；缺鎂會令肌肉緊張易抽筋，並影響腦部神經傳遞素的製造。

大自然不發一語但無比大能，她造出來的人類不懂珍惜，還要無日無夜地破壞大自然母親，連維持自己的健康都懶去做。

鋅一個元素已經是超過300個酵素所需要的「輔因子」(co-factor)，就是說，沒了它那些酵素都不能發揮作用。

因缺乏而「過多」的胃酸

含鋅的食物包括豆類、各種硬殼果仁和全穀物（wholegrain）食糧，即小米、藜麥、十穀米一類的粗糧，還有雞蛋、紅肉、海鮮，當然蠔的含鋅量最豐富。

可惜不是人人都喜歡吃蠔，我自己就一般般。但世事無絕對，我們十個人中有三個人，可能吃了以上的食物也不能充分吸收當中的營養成分！

根據世衛調查，全球缺鋅的人口多達三成，即十個人中便有三個，很可能是你和我！以上這些食物也含有豐富的維他命B，但更多的人卻缺乏維他命B，這是甚麼原因？

很多人進食時，食物還沒有嚼爛就吞進肚，於是無法吸收食物中的營養，這是其一。現代人壓力大，容易缺乏胃酸，胃酸不夠便無法釋出幫助消化食物的胃蛋白酵素（Pepsin），營養不能從食物中釋放出來之前已被排出體外，這是其二，這種人也無法令到自己豐潤起來。

化解方法：「食療主義」的木瓜素中含有豐富木瓜蛋白酵素（*Papain*），最接近人體胃中的蛋白酵素，應該經常補充，這樣身體就有可能從食物中汲取鋅、維他命*B*及其他重要營養。

還有，胃不可能造出「過多」的胃酸，當你覺得有壓力而「胃酸過多」，以致胃酸倒流，有可能正是因為胃酸不足，胃本能地攪起有限的胃酸使用，引起胃酸倒流。嚴重的時候，胃酸倒流回食道，胃也會抽筋，胃痛就是這樣形成的。

但即使不缺胃酸，鋅能順利抵達小腸，被吸收到腸壁之前還要先跟一大堆不友善分子進行連番抗爭。這些不友善分子是甚麼東西？（待續）

胃酸不夠便無法釋出幫助消化食物的胃蛋白酵素，營養不能從食物中釋放出來之前已被排出體外。

「去磷」才可吸收鋅

鋅順利抵達小腸後，還要與一大堆不友善分子進行連番抗爭，之後才可以被身體吸收，有些健康食物如果食不得法也成反效果，譬如我天天勸人用以代替白飯和麵條的莧菜籽、藜麥和小米！

其實是這樣的：這些食物屬於穀物種子，其中含植酸，植酸中含磷，應該先排除，以防止它在腸道裏捆綁鐵、鋅、鈣，使它們難於被吸收。

化解方法：先隔夜浸水，煮之前將水倒掉再重新加水煮食，這樣就會分解植酸，不會讓它們減低鋅和鐵的吸收，浸水後的種子會發芽，使營養更容易被身體吸收。

果仁中的杏仁和合桃含有較多植酸，其他果仁則很少，食用前也最好先浸過。不過，不用擔心，種子與果仁的植酸只會影響同一餐的礦物質吸收，不會影響餐後或其他時間的吸收，肉類裏的鋅也不會受植酸影響。

很多加工過的早餐穀物和垃圾食品，特別是有食物染色素的，都容易阻礙鋅的吸收。其他缺鋅的原因還包括吸煙、飲酒又或有基因問題。請一定要注意，基因不代表命運，但與壓力有關，在大部分情況下，某些基因缺陷只在長期的高壓之下才會開始影響身體，所以有些人會得到遺傳病，有些人則沒有。

另外，吸收鋅的最好辦法就是用鋅補充品，水劑的*Zinc Sulfate*有多種用途，*Zinc Arginate*或*Zinc Citrate*對鋅在肝排毒方面很有幫助，*Zinc Gluconate*能幫助補腦。補鋅的同時要注意攝取足夠的維他命*B*雜、*A*、*E*、*C*，鐵、鎂和鈣，它們加起來的協同效應最大。當然，不需要同時灌進胃裏，最好去「食療主義」做一個測試，度身訂造一套適合自己的食療。

莧菜籽、藜麥和小米屬於穀物種子，含植酸，植酸中含磷，應該先排除，以防止它在腸道裏捆綁鐵、鋅、鈣，使它們難於被吸收。

酵素儲得愈多愈健康

酵素也稱為酶，是一切生命的開始，是維持生命在體內新陳代謝的關鍵，人體有自行製造酵素的功能，但會受多種因素影響，包括年紀。

任何對身體造成壓力的因素都會影響酵素平衡：暴飲暴食、因為過飽而引起的壓力，都嚴重影響胰臟的酵素平衡，是糖尿病的開始。空氣污染、水質污染、農藥污染、西藥、防腐劑，當然少不了電磁波輻射等等，都為身體製造了壓力，直接或間接地影響酵素平衡。

來自工作和生活的壓力、身體虛弱或患有疾病者，也會影響酵素的製造。缺乏酵素的通病，是體力變差、容易疲倦、常常感冒、抵抗力變差，臉上出現斑點、皺紋，身體也開始發胖，三高也跟著來等等。愈是缺乏酵素愈容易衰老，反之，酵素儲存愈多的人，愈健康。

本文中的患者平時飲食健康，按照這幾天對這個病例抽絲剝繭的分析，與電磁波長年累月的貼身轟炸確實可能有重大關係，甚至影響到他同時有消化問題。

改善的方法，首先找出和消除生活環境中的不利因素，也要注意飲食：食物不適宜過分加工與高溫，特別是蔬菜類，溫度超過攝氏五十度大多數的酵素會被破壞。當過飽、暴飲暴食後，我們感到疲倦，正是我們的身體為老闆的一頓大餐拼命工作的時候，內臟器官把自己的酵素供應給消化器官以補充消化酵素的不足，但這個動作相等於從免疫系統奪取了酵素，健康變成次要。各種慢性疾病，譬如肝病、糖尿、血管病，就是這樣逐漸發生。

現代人撇除環境因素後，很多人有胃火、肝火、心火的現象，與過飽引起酵素不足可能有關係。酵素可以補充，酸椰菜汁和木瓜素會很有幫助。

有些人平時小心飲食、生活方式也健康、偏偏身體不好，西醫查不出病，中醫也無法改善，這樣就要注意來自生活中的電磁波或者地理壓力的可能影響。如果及時使用生物共振測試的方法，有可能測試到是否受以上環境帶來的不利影響。

生物共振檢查可以比較科學地找出生活環境中的不利因素，也進一步找出適合的食物，和應該避免的食物。

生物共振檢查可以比較科學地找出生活環境中的不利因素，也進一步找出適合的食物，和應該避免的食物。

Part 7
消脂排毒要護肝

不可得罪肝

當我發現肝的功用和特性的時候，不禁大吃一驚。

我聯想起一位得過很多獎的攝影大師潘恒生所說的一句笑話：「天下的女人中，你唯一可以得罪的是阿媽！」潘恒生去年得到奧斯卡的邀請，參與本年度最佳攝影的其中一位投票者，當然不是因為這金句，而是他歷年來出色的攝影成就。

肝為甚麼得罪不起？一旦得罪除了阿媽以外的女人，你會先得大頭症，然後逐漸患上神經衰弱、精神分裂、胃痛、血壓高、心臟病等等神經系統的毛病，這一切徵狀都與得罪了肝差不多。

肝到底是哪門子的「美女」得罪不起？簡單來說，肝的任務是轉運甘油三酯，即化解和輸送吃進肚裏的各種油脂，特別是肥豬、肥牛這一類飽和脂肪。當這個工作成功無礙，肝還要進行一項超級艱巨的工作：將一切毒物，不論是外來的，還是自己體內病變後產生的，通過吞噬、隔離、氧化、還原、水解、結合等種種方式，將其變為無害的物質排出體外。

一旦你得罪了肝，肝首先無法處理油脂，這個「美女」變臉的結果，是肝細胞脂肪先變性、後壞死，解毒功能衰退，無法排毒，日日夜夜黑口黑面。然後各種病來了：高血壓、動脈硬化、糖尿病、肝硬化、肝癌、腸癌……

得罪這個「美女」的後果很嚴重，逼得我們要問：我是如何得罪了肝？嘩，不問則可，一問嚇一跳：連不吃早餐都會得罪這個小器精！（待續）

一旦得罪除了阿媽以外的女人，你會先得大頭症，然後逐漸患上神經衰弱、精神分裂、胃痛、高血壓、心臟病等等神經系統的毛病，這一切徵狀都與得罪了肝差不多。

脂肪肝從何而來

不吃早餐得罪肝？病症竟然是脂肪肝？這些聽起來都匪夷所思！

本來盤算一天三餐少吃一頓，餓一個上午讓前一天晚上的大餐消失，結果無效，還引致脂肪肝。

肝的任務是轉運三酸甘油酯，即化解和輸送身體中的各種油脂，一般理解是肥豬、肥牛這類飽和脂肪。但好比世界上沒有毋須充電的手機，肝也需要充電，肝的電叫蛋白質，這是支持生命的三大要素之一。當肝缺少蛋白質，就無法製造輸送油脂的工具。可是有些瘦人已經快餓死，食物中看不見一滴油，為甚麼還得脂肪肝？有些出家人過午不吃，即每天只吃早餐和午餐，其他時間除了喝水便不再進食，但醫生仍然診斷患脂肪肝，脂肪肝從何而來？

引起健康問題的原因可能多過一個，但其中一個竟然是來自身體自己製造的三酸甘油酯！身體中除了通過食物進來的脂肪，自己也製造脂肪，從腸道吸收的食物脂肪經過消化吸收後，先進入血液循環，再由肝臟分解，之後才被身體攝取，這一部分稱之為「外源性三酸甘油酯」；另一部分則經由肝臟合成而釋放入血液，這一部分稱為「內源性三酸甘油酯」。當肝缺少蛋白質而無法製造運輸油脂的工具，肝臟自己製造的脂肪只好在肝內堆積，病症就叫脂肪肝！

肝臟製造的運輸工具叫「極低密度脂蛋白」，健康的身體還會自製膽固醇、磷脂和膽固醇脂。

減肥的人與素食者的陷阱是糖分。以為甜品與汽水不是脂肪，或者喝太多果汁之類的果糖，都促使體內脂肪積累。營養不足與過量都是致病的原因，並非瘦就是好。

這樣喝酒保護肝

食物中營養不平衡，即使是瘦人也有可能患上脂肪肝和心血管病。

瘦人得脂肪肝的原因上文已講過，肥人得脂肪肝的原因則很明顯：營養過剩、經常吃甜品、煎炸食物、不運動，不給身體消耗這些食物的時間與機會，血液中的脂肪超過了肝臟所能處理的限度，造成脂肪在肝內的堆積，結果引起脂肪肝。

這個道理很顯淺，血管好比一條永遠不可能拓展的街道，肝臟是永遠不

本來盤算一天三餐少吃的一頓，餓一個上午讓前一天晚上的大餐消失，結果無效，還引致脂肪肝。

可能拓展的社區，使用街道與社區的交通愈來愈多，日夜如是，偏偏街道與社區的地基只是浮泥，浮泥下面是火山口，試問街道與社區能有甚麼前途？

晚上的飯局是香港人習慣的生活方式，食物的攝入量在一天中的比重最大，大家吃完便回家睡覺，但消耗卻是最少，生活習慣也造成脂肪肝。

酒精過多也會得脂肪肝。喝酒是我生活的一部分，和朋友們吃飯也是我生活的一部分，兩者都是人生樂趣，為了身體可以更長久地享受這些樂趣，我會更注意養生所帶來的好處。

喝酒除了要喝更多的水及時排出酒精，也要注意補充維他命*B*雜，同時注意補充蛋白質與益生菌，以免腸道和肝功能受損害。肝功能是體檢的其中一項指定項目，測試肝臟對脂肪的代謝功能是否正常，如果發生障礙，就會導致脂肪在肝內堆積過多。肝功能還指解毒、分泌膽汁、免疫防禦功能，還有其他很多功用。（待續）

喝酒除了要喝更多的水及時排出酒精，也要注意補充維他命B雜，同時注意補充蛋白質與益生菌，以免腸道和肝功能受損害。

瘦人一樣會有脂肪肝

一位朋友最近被醫生診斷得了脂肪肝、高血壓和膽固醇高，這位朋友一點也不胖，不見有嚴重肥肚腩，也經常運動。

除了一個細節：我留意到這位朋友的臉色一直缺少紅潤，一般人在運動之後臉色會變得更好，但這位朋友反而更蒼白。

謎底是：瘦人也一樣會得脂肪肝！脂肪肝又高血壓，說明患者的動脈可能已經出現硬化，也可能兼有高血脂症，血液黏稠度增加。循環系統到了這個程度，細胞很有可能缺氧，平時臉色不會好，激烈運動中耗損的氧份無法即時從正常渠道中得到補充，心臟和腦變得更缺氧。每年舉辦的馬拉松經常有參與者猝死，這些都可能是考慮的因素。

有的參與者可能本來已經知道肥胖希望趕快減肥，有的參與者可能根本不知道有隱藏的肝硬化症引起的心臟病。

根據香港中文大學的研究，非酒精性脂肪肝不是肥胖人士獨有：每五名非肥胖（體重指數未達肥胖水平）人士，就有一人被驗出有非酒精性脂肪肝，並帶有例如高血糖的風險因素；另一項研究則發現，非肥胖非酒精性脂肪肝患者的病情雖較肥胖者為輕，但仍有逾四成人會出現肝臟發炎（脂肪性肝炎），更有約三成人出現嚴重肝纖維化。「肝纖維化」容易引發血管硬化，不得不提防！

習慣了晚餐太過豐富，忽視早餐，肉多菜少，這樣的生活方式即使有運動，也破壞了肝運化脂肪和解毒的功能，脂肪肝、血管硬化、高血壓、血液黏稠等等，排隊出現。

每五名非肥胖人士，就有一人被驗出有非酒精性脂肪肝，並帶有高血糖等的風險因素。

脂肪肝的元兇是飲食習慣

得罪肝的人，肝臟的免疫功能會下降，解毒功能衰退，抵抗力差便會更容易被感染，這個人會經常感冒，身體並不好。

在流感季節，這種體質的人如果打預防針，預防針中的菌有可能為無法正常解毒的肝增加了風險。

脂肪肝與糖尿病是難兄難弟，糖尿病患者中兼有脂肪肝的約有50%。長期得罪肝，肝細胞持續壞死無法再生，逐漸發展成肝纖維化、肝硬化、肝癌，直至失去恢復的條件，極易發生肝昏迷、肝腹水、消化道大出血、肝臟功能衰竭、肝腎綜合症等，人生走到這一步並不等於沒有痊癒機會，但自己和家人需要非常努力才能扭轉劣勢。

脂肪肝與腸癌同樣是豬朋狗友。身邊愈來愈多朋友得腸癌，都是先得大腸瘜肉，再逐漸發展成癌症。得大腸瘜肉的原因是攝取過多動物脂肪和紅肉，這一點與脂肪肝的其中一個成因一樣，就是過多攝取動物脂肪和紅肉，得脂肪肝的人也容易有腸癌風險。

很多人喜歡吃高脂肪食物，得病後也怪罪肥牛、肥豬，其實高脂肪食物並沒有罪，當我們的脂肪堆積，是平時忽視了給吃進去的脂肪消化和運作的時間，應該每餐之間相隔長一點，不要每一頓都放開肚皮去吃肉，今天吃了肥牛明天吃魚，可以站的時候不坐。同樣重要的是，不要吃甜品，吃肉就不要吃飯，這樣都可以幫助消化和排出脂肪。甜品和飯會加劇身體中脂肪的比例。

脂肪應該佔整體食物多少？一天中的脂肪類成分，譬如動物脂肪和紅肉，如果超過40%便容易得大腸瘜肉！當肉類比例低過膳食的15%，就可以避免脂肪肝和腸癌的風險。這樣吃肉可以吃到一百二十歲！

另外，癌症患者不可以每餐飽吃，只可以六成飽，以免增加肝的壓力，而且除了魚和海參，最好不吃肉。

當肉類比例低過膳食的15%，就可以避免脂肪肝和腸癌的風險。這樣吃肉可以吃到一百二十歲！

改善脂肪肝的秘方

我曾經分享過一個改善脂肪肝的食療，經過幾年與讀者的互動，證明效果良好。

脂肪肝無藥可吃，打針或吃藥都會加重肝臟的負擔。在香港，每四個人便有一個是患者，男人還會因而睾丸萎縮、陽痿；女性會月經過多、閉經。

玉米鬚麥芽調理脂肪肝：玉米鬚、麥芽、丹參、茯苓各三十克，生山楂、何首烏、赤芍、當歸、白朮各十五克，丹皮、青皮、陳皮、柴胡、黃芩、甘草各十克。

每日一劑，加水過食材的面，煮成一碗。二十劑為一個療程。可以加一小塊瘦肉同煮。

功效：降脂利濕，疏肝理氣，活血化瘀。主治脂肪肝。

加減：若有噁心者，加法半夏十克；若腹脹者，加炒萊菔子十五克；若吐酸水者，減山楂劑量，加烏賊骨二十克。右肋疼痛者，加龍膽草十五克。二十天為一個療程。

推薦這個食療後的幾年間，「食療主義」把生物共振帶來了香港，也因此開創了一套比較有系統的食療方法：先找出身體不需要的食物和缺少的營養，再度身訂造一套個人化的食療。譬如以上這個脂肪肝食療，雖然已經有好評，但也未必適合每一個人，最好開始時把這個湯水帶一些去做測試，也找出身體缺乏的維他命和礦物質，並且及時補充。此外，建議長期服用益生菌和含豐富Omega-3的磷蝦油，也可以考慮通過生物共振定期做健康調整，恢復身體的免疫系統。

脂肪肝無藥可吃，打針或吃藥都會加重肝臟的負擔。

肝細胞的秘密社會

近年來我在讀者分享會，或是銀行請我為客戶演講的聚會裏，都接觸到很多「work hard, play hard」的朋友，他們的生活充實、富挑戰性，同時亦渴望追尋健康，提升戰鬥力。

其實大家對改善健康的方法都已經頗有研究，知道除了飲食均衡還需要足夠的休息、運動和排毒，但他們希望更深入掌握最新的健康資訊，知識同是財富與健康的寶庫。

「如果你一大清早起床就精神奕奕頭腦清醒，你應該為你有一個活力充沛的肝臟而感恩，這個肝是你的恩人和摯友，它在你吃早餐之前就先給你釋出一些血糖，讓你有精力去準備早餐，準備展開你充實的一天！」這段話引用自以色列魏茲曼科學研究院（Weizmann Institute of Science）二零一七年四月一個關於肝臟的醫學研究，這個透過細胞基因深入研究肝的方法前所未有，希望能令醫學界對肝病，包括癌症、脂肪肝等病有更深一層的認識，有利及早找出治療辦法。

這段研究報道是「食療主義」的治療師Canny幫我找來的，她還幫我繙譯好，所以這篇稿費應該是她賺的。很多人好奇我的專欄和網誌經常有很多新穎的內容，秘密武器就是有個全力支持我的團隊，我想叫他們做「完美主義」團隊，因為他們凡事無比認真！

肝的無數功能來自肝細胞在不同部位的分工合作，這個模式與我們人類的理想社會相似，不過肝細胞已經在實行，兢兢業業的每天努力貢獻，只要求主人學會善待。好比每個人身邊都有為自己努力貢獻的人，只求我們予以善待。

肝的無數功能來自肝細胞在不同部位的分工合作，這個模式與我們人類的理想社會相似。

經常失眠引起脂肪肝

「細胞」是身體中各種細胞的總稱，其實每個器官的細胞都不相同，有各自的生化功能、不同的性格與習慣。

肝有無數功能，肝的細胞起碼分成九組，分布在不同的肝區，各展所長。

肝的外層細胞負責最重要的工作，包括將肝中的脂肪轉化為糖份之後釋出能量，以及幫傷口在第一時間結痂，否則流血不止。

這些屬於救命機制的功能在肝的外層發生，因為需要更加接近氧氣，沒有氧氣身體有很多工序都不能進行，這說明運動的重要性，特別是散步、游泳、太極一類的帶氧運動，運動是改善和預防脂肪肝的重要手段。

睡眠的質量也決定了血液中含氧的水平，在經常失眠、疲勞、不思茶飯、胃腸功能失調的亞健康人群中，脂肪肝的發病率約為60%！相比肥胖人群與二型糖尿病患者中脂肪肝的發病率為50%，嗜酒和酗酒者脂肪肝的發病率為58%，經常失眠、腸胃功能失調的人，患脂肪肝的風險竟然是最高的！

肝的排毒功能在肝的內部發生，這所不可思議的肝工廠，還負責製造鐵質以支持身體生產荷爾蒙、製造消化脂肪的膽汁……一顆細胞的體積無法用肉眼看見，但魏茲曼科學研究院中的免疫學部門發現，每一顆肝細胞竟然含有兩萬個基因！

這是科學家收集了一千五百顆肝細胞基因後的研究成果，是從基因角度對肝臟前所未有的深入研究。

在人類幾十萬年的進化中，肝細胞孜孜不倦地吸收日月精華，如果你善待肝，肝也可以成就你健康長壽。

經常失眠、疲勞、不思茶飯、胃腸功能失調的亞健康人群中，脂肪肝的發病率約為60%！比起嗜酒和酗酒者更加高危。

飢餓引起脂肪肝

引起脂肪肝的原因還有飢餓，希望用飢餓減肥法的人知道後一定會失望，這個辦法好比「自吃砒霜毒老虎」！

過分飢餓不但會令血糖降低，還會導致缺乏營養，因而影響一連串身體功能，包括碳水化合物、蛋白質和脂肪的代謝，而脂肪代謝的問題有機會引致肝內堆積脂肪。

營養不良也會得脂肪肝，這是由於蛋白質缺乏，無法製造運輸三酸甘油酯的工具，叫做「極低密度脂蛋白」。這個東西很重要，肝的健康靠它，防癌抗癌也靠它。很多人都知道飲酒過量會引起脂肪肝。喝酒的人要特別注意補充蛋白質，以幫助肝合成「極低密度脂蛋白」，但如果酒精含量每日多過100至200克，連續十至十二天，即使飲食中含豐富蛋白質一樣會得脂肪肝。

有一種食物對肝很好，那就是芝麻！根據台灣輔仁大學：「每天吃40克芝麻，能有效延緩『低密度脂蛋白』氧化時間約20%，就學理上來說，可以達到預防癌症的功效。」芝麻本身含豐富的蛋白質，每百克黑芝麻中含蛋白質21.9克！女性一般每日需要攝入50至65克蛋白質，男性則需要60至80克。一隻雞蛋大約有六克蛋白質。

芝麻糊是理想蛋白質食物，建議吃的時候不要放糖，如果想換換口味，有的人喜歡在芝麻糊中放茶包，如果用桑葉茶包則更理想，桑葉有一大堆好處，如果桑葉配黑芝麻，對肝有料理作用，改善腎虛引起的頭眩暈、眼花、頭痛，明目醒腦。「食療主義」有桑葉茶包，也有用冷榨法取得的黑芝麻醬。

蛋白質食物還有魚、雞胸肉、瘦牛肉；還有水煮蛋、連殼蛋、蒸蛋。素食者的蛋白質食物選擇更多：沒有添加物的原味奶酪、無糖豆漿、豆腐、雜豆粥、堅果類、麥片、花菜、花生、綠豆芽、菠菜、蘆筍。當然，還有新興超級食物奇亞籽、藜麥、莧菜籽。還有布緯食療！

引起脂肪肝的原因還有飢餓，希望用飢餓減肥法的人知道後一定會失望，這個辦法好比「自吃砒霜毒老虎」！

Part 8
好油助瘦身
無餓減肥法

衝動型減肥很危險

減肥絕對是一門學問，大部分人一想到減肥就衝動節食，但由於這個衝動背後缺乏知識，往往以失敗告終。

衝動型減肥是危險的，除了令新陳代謝率降低導致反效果外，亦有機會引起血糖、血壓等問題。營養失衡更會令你年紀輕輕就有骨質疏鬆問題或荷爾蒙失調。

大部分人在減肥時大量減低攝取蛋白質和脂肪，肥油一滴不吃，很容易令身體缺乏必須的礦物質、維他命和脂肪酸。缺鈣可以導致骨質疏鬆，缺鎂會使肌肉緊張，缺鉻會令血糖不穩定，缺鐵、鋅和維他命B6會減慢體內酵素的製作和營運。如果酵素不夠，則任何器官都會受到影響，人會經常感到累，沒有能量。

我們更需要有足夠脂肪酸，無論是飽和或不飽和脂肪酸都需要平均攝取，細胞膜需要不飽和脂肪酸去保持柔軟和高滲透性，但也需要飽和脂肪酸去作為支架，維持穩定性，平衡的脂肪酸將礦物質營養素等帶入細胞。維他命A、D、E、K都是脂溶性的，就是靠油來吸收。

我們最害怕的膽固醇由飽和脂肪酸製成，如果避免吃肉，但又不從椰子油中補充飽和脂肪，有可能變成膽固醇太低，會影響內分泌。膽固醇是雌雄激素和腎上腺皮質醇的原材料，男性荷爾蒙不是男性專利，女性也需要它來強壯肌肉，反之也一樣。人身體裏有兩性荷爾蒙，女性荷爾蒙是保青春和維持美麗皮膚的要素。

營養失衡更會令你年紀輕輕就有有骨質疏鬆問題或荷爾蒙失調。

油脂竟然可以減肥！

肥胖是大部分現代流行病的開始，能夠把體重減下來，就是改善健康甚至是康復的起點。

我曾經多次分享過，根據美國主流腫瘤醫生博士*Dr. William Li*在*Ted Hall*的演講，人類有七十種病的治療藥物來自我們的廚房。根據這位博士和團隊的研究，食物的醫療效果比人工製造的藥物還要好，這七十種病，包括肥胖、癌症、中風、糖尿病等。根據*Dr. William Li*的研究，肥胖也是病，病因與這些重病一樣，都是非正常微血管增生，輕微肥胖是健康的憂慮，但到了痴肥則會引起嚴重疾病，得病的時間和程度只是時間問題。

這一系列減肥的方法，不是把自己餓扁，也不用採取地獄式運動，今天推薦的第一種減肥食物也不是蔬菜水果，竟然是本來人人聽見就害怕的油脂！

這種油脂有治療作用，是印度古方*Ayurveda*醫藥中的一種，叫*Ghee*，中文叫酥油，也叫「澄清奶油」，在香港很不容易買到。我親身試過一個月，吃完一整瓶以後，從鏡子中看著自己一天比一天小下去的肚腩，同時一天比一天粉紅白淨的小臉，真沒有想到一把年紀還會成為老白臉，於是很服氣地請「食療主義」團隊把酥油帶到我們身邊。

油脂有治療作用，是印度古方Ayurveda醫藥中的一種。

減肥不應怕油脂

減肥的人如果通過勉強餓自己而減下體重，這不叫減肥，這是營養不良，臉色與皮膚也不會好。

找到了適合的食物幫助減肥，臉色會愈減愈紅潤，皮膚也愈來愈白，這是我歷年來減肥經驗中的第一次體現。

從前的減肥不成功，是因為勉強餓自己，到了身體與意志再也無法承受便重新大吃大喝，周而復始。減肥的人怕油脂，但知識告訴我們，「怕」只會使體重更無法控制，應該了解油脂，避免容易積聚的油脂，吸收身體需要的、容易代謝掉的油脂，才可以成功減肥，同時改善健康與外貌。

為甚麼一定要了解脂肪？我曾經分享過很多次：細胞的外面有一層細胞膜，成分就是脂肪！手機需要充電否則會死機，細胞也一樣需要充電，來源就是脂肪！沒有脂肪，細胞就死亡，人其實是無數細胞的總和，相等於沒有脂肪人就死亡。現在你明白為甚麼身體中各個器官的細胞拼命把你吃進去的脂肪收藏起來——當你無法在原始森林找到食物的時候，還有「後備電池」！

但細胞是一種動物性生物，只怕餓死，沒有健康知識，無法分辨地溝油和好油，也沒有「吃八分飽才是健康」的概念，好像金魚一樣會把自己吃到飽死。當我們身為主人不幫助身體控制脂肪的品質和分量的時候，噩夢就開始了。現在你明白我歷年來為大家介紹各種油的苦心：先是椰子油、冷榨亞麻籽油，現在是酥油。

下文會詳細解釋甚麼是酥油（Ghee）和減肥必須注意的飲食方法。簡單來說，酥油來自牛奶，每天混在食物中不超過一湯匙。為了減肥，要多菜少肉、吃肉不吃米飯或者麵和麵包。

沒有脂肪，細胞就死亡，人其實是無數細胞的總和，相等於沒有脂肪人就死亡，於是身體中各個器官的細胞拼命把你吃進去的脂肪收藏起來。

明明是油，卻可減肥？

明明酥油（Ghee）是油，為甚麼反而可以減肥？

這多得酥油中豐富的油酸結合，其中的奧米茄6（CLA）有減少肥細胞、增加瘦細胞的功能。營養學家還發現，酥油可以促進肥細胞燃燒脂肪化成能量的本事。身體中的能量來自脂肪，也只有通過燃燒脂肪，體重才會正常下降。

甜品或者白飯、白麵、麵包之類的加工澱粉食物令人很快精神，這是血糖升高所致，但事實上反而促成脂肪藏到身體中，這是人體基因所致。減肥必須注意：一、加工澱粉類、甜品和脂肪性食物（肉類等）不要在同一頓飯吃！二、兩頓飯中間相隔長一點，使到脂肪有被使用、被排洩的時間！

有人習慣吃甜品提神，不過，血糖被提升得快但也下跌得快，之後跌到比本來的血糖水平更低，你會比之前更疲倦、渴睡和飢餓。如果你在飯後睏得無法睜開眼睛，試試只吃菜和肉類，不吃澱粉。糖份食物很快令人感到飽與滿足，脂肪造成的飽會來得慢一些，但通過脂肪來的能量會令人腦筋清醒，可以讓你一個上午或者下午都能聚焦集中。

這裏和你分享一個方法：早餐把一茶匙酥油加到小米粥，或者十穀飯一類的粗糧中（非加工性澱粉），早餐還包括水煮連殼雞蛋、炒番茄，然後喝一杯黑咖啡，在咖啡中再加一茶匙酥油，你便可以精精神神、輕輕鬆鬆地工作一個上午。不可以空肚喝咖啡，會反胃酸。

你也可以把這杯能量咖啡改到在辦公室開工之前喝，或者改為加兩到三茶匙椰子油、或者來自椰子油的MCT油代替酥油。

脂肪造成的飽會來得慢一些，但通過脂肪來的能量會令人腦筋清醒，可以讓你一個上午或者下午都能聚焦集中。

吃這些油會健康地瘦

身體中有一些毒素是脂溶性，大部分積累在肝臟很難清除，每天服用一些酥油可以幫助排除。

酥油中的奧米茄6叫CLA，共軛亞麻油酸（conjugated linolenic acid），如果每天服用，可以控制脂肪和肌肉的比例，有科學臨床實驗數據顯示：CLA或有助於對抗腫瘤、抑制癌細胞的作用，說明這種油酸對保護和淨化細胞的功用。椰子油中同樣含有CLA。

身體中有一些毒素是脂溶性，大部分積累在肝臟很難清除，每天服用一些酥油可以幫助排除。脂溶性的毒素來自包括被農藥污染的農作物；被電子垃圾（戴奧辛Dioxins）污染的空氣、水、土以及其產物（魚蝦蟹、農作物之類，最近鬧得沸沸揚揚的太湖大閘蟹就含有這種毒素）；來自反式脂肪，譬如垃圾食物中的脂肪、市面流行的化學煮食油「精煉油」、人造牛油（即所謂植物牛油Margarine）；來自受污染海水、含雪卡毒的海鮮：石斑、鱸魚、虱目魚等；來自吃了發霉的花生、玉米飼料含有黃麴黴毒素的肉類；還有一些貝殼類等等。

酥油是飽和脂肪，「飽和脂肪含高膽固醇，含壞膽固醇」，這是從前我們被灌輸的觀念，可是近年來主流健康資訊渠道又宣稱「雖然飽和脂肪提升低密度脂蛋白 LDL（壞膽固醇），但低密度脂蛋白 LDL 有兩種，一種體積大，一種體積小，飽和脂肪提升的是大 LDL（large LDLs），不會引起心臟病！」

簡單來說，食物中的「壞」膽固醇體積太大，無法進入人體細胞！

真正引起肥胖和心血管問題的不是「壞」膽固醇。關鍵是：

一、要吃容易被身體利用、排泄的油，不可以無原則地「怕吃油」。

二、出問題的往往是這一種：因為怕油，只吃低脂肪食物、菜，但吃很多甜品、或者過度加工澱粉類食物，譬如白飯類食物、白麵粉做的食物，等等。

三、每一頓七分飽，注意三餐食物的組合、做適量的運動！

酥油是可以高溫加熱的健康煮食油，酥油和椰子油都可以高溫加熱，都有控制脂肪的作用，應該每天都吃，建議代替市面流行的煮食油「精煉油」。

簡單來說，食物中的「壞」膽固醇體積太大，無法進入人體細胞。

益生菌也在做酥油！

有人問，每天吃酥油，會不會增加膽的負擔？油需要膽汁消化，愛吃肥肉和芝士的人容易得膽囊炎、膽結石。酥油來自奶油（Butter），是奶油的精華，營養更豐富，味道更好。

酥油中含一種油脂叫丁酸（butyrate），對腸道健康非常重要，腸道中「好菌」的其中一個重要工作，也是把吃進肚的健康纖維轉化成丁酸，換句話說，也在製造另類酥油！由於丁酸在腸道中已經被吸收，也就毋須膽汁再參與分解消化的過程，直接化成能量被身體利用消耗。

保持腸道健康是改善整體健康的第一重要，我們已經一再報道腸道與大部分器官健康的關聯，連大腦和情緒的健康都與腸道有直接關係，其他很多大病小病也不在話下了。

與酥油同樣屬於超級食物的是天然有機冷榨椰子油，椰子油也含丁酸，同時，椰子油含有豐富月桂酸，是母乳中含有的油酸，比起市面其它「精煉油」，這兩種油都容易被身體吸收利用，有利控制體重，增強免疫力。椰子油同時具有抗真菌、抗病毒、抗細菌的作用。上文說過，酥油與椰子油中含有的「共軛亞麻油酸（CLA）」可減少脂肪囤積、增加肌肉比例，即可以幫助塑身，也可以減低減肥後又再肥回來的復胖發生率。但身體需要靠定時運動產生壓縮作用後才長出肌肉，不可能只吃酥油或者椰子油就長出結實肌肉。酥油每天的服用分量是一至三茶匙，按照個子大小增減。任何人都不可以單靠吃酥油減肥，必須配合節食與運動，否則可能不適合。

下文將繼續講「無餓減肥」的第二種超級食物！我們無法離開澱粉這類碳水化合物，但這類食物又是致肥的其中原因，有甚麼可以吃飽卻令我們又健康又瘦的碳水化合物？

酥油與椰子油中含一種油脂叫丁酸，丁酸在腸道中已經被吸收，也就毋須膽汁再參與分解消化的過程，直接化成能量被身體利用消耗。

你知道這種**超級食物**嗎？

減肥的陷阱是拼命捱餓，結果比以前吃得更多。

減肥的確要減食，但三大基本營養素你減哪一樣？一、碳水化合物（米、麵、澱粉類、蔬菜、水果、糖）；二、脂肪；三、蛋白質（來自肉類和植物）。

蛋白質：人是一堆蛋白質的組合，皮膚、肌肉、內臟、毛髮、韌帶、血液、骨骼，無處不是蛋白質；酶、激素、抗體以及遺傳基因也是蛋白質；肌肉組織的四分之三是蛋白質；腦是人體功能最高級的組織，愈是腦功能複雜的部位，蛋白質的含量就愈高，人腦中的蛋白質佔腦重量的一半！蛋白質對生存如此重要，以致你如果空肚做激烈運動的話，身體便會分解肌肉中的蛋白質先提供營養給大腦和心臟，你愈是捱餓做運動肌肉愈少，大腦思維也愈不清楚！

碳水化合物：參與細胞的組成，是提供能量的主要物質，所有行動特別是腦部思考，都要靠碳水化合物提供能量。碳水化合物不足會造成經常性嚴重空腹感，大腦無法聚焦，結果還是從肌肉中分解掠奪蛋白質。

脂肪：細胞膜、荷爾蒙和腦部功能都有賴脂肪，缺少脂肪也不會有飽足感，只好大量吃碳水化合物去充飢，體重一樣無法控制，甚至容易得糖尿病。

所以有必要找到適合的食物與相互配搭，我介紹了酥油是好脂肪的來源，現在介紹莧菜籽，既含碳水化合物亦含豐富蛋白質，它與藜麥都被稱為新興超級食物，但與藜麥的口感不一樣，藜麥散，莧菜籽則像糯米黏香，加上酥油，我們就可以健康減肥又不用捱餓！這兩者可以單獨烹煮，也可以加在一起，但莧菜籽又是不容易找到的食物，不過我已經請「食療主義」團隊帶到身邊。

莧菜籽，既含碳水化合物亦含豐富蛋白質，它與藜麥都被稱為新興超級食物。

好味減肥酥油莧菜籽飯！

莧菜籽就是莧菜的籽。莧菜有紅莧菜和綠莧菜兩種，我喜歡吃莧菜，但從來不知道莧菜籽可以代替澱粉當飯吃。

莧菜籽在八千年前已是墨西哥人的主要穀物，百多年前被西班牙殖民統治者禁止栽種，莧菜變成雜草在野外倖存，直到上世紀的七十年代末期，被美國人重新發現它的豐富營養而成為新興食物。

莧菜籽和藜麥、蕎麥一樣，是不多見的含有全套二十種胺基酸的食物，也適麩質過敏的人。一些研究發現「莧菜籽或其製成的油或許對預防高血壓和心血管疾病有幫助，長期攝入可能有益於降低血壓和血脂」。在煮食方面，我曾經報道過，種子類穀物應該先在水中泡一個晚上，把水倒掉以後再煮食，以過濾種子中一些可能不利於健康的草酸，另一方面，泡過的種子類穀物也比較可口。

莧菜籽中最難能可貴的營養是它的豐富蛋白質，根據英語維基百科上的資料，國際「消除飢餓教育組織」（*Educational Concerns For Hunger Organization ECHO*）曾經指出，莧菜籽中蛋白質「有不同尋常的高品質」（*an unusually high quality*）。根據研究，150克（約電飯煲一杯）的莧菜籽中含有150%成人每日推薦的蛋白質攝入量！對不吃肉又或者希望少吃肉的人，莧菜籽是很好的蛋白質來源。一杯泡過水的莧菜籽加入一杯半到兩杯的水。可以選擇加入藜麥；加入普通白米也可以，但減肥效果就差了一點。

我自己一定為做好的莧菜籽飯調味：加入一茶匙酥油（*Ghee*）或一茶匙椰子油，又或同時加多一茶匙椰子油。脂肪來源取代了肉，肉就必須少吃，否則又是反效果。我還會加入炒過的番茄。唔，好好味！

對不吃肉又或者希望少吃肉的人，莧菜籽是很好的蛋白質來源。

擔心少吃肉營養不足……

如果擔心減少吃肉類後，莧菜籽與藜麥又吃得不夠，變成蛋白質不足，還可以在兩餐之間吃奇亞籽。

根據百度的資料：「奇亞籽含豐富蛋白質，含量比大豆更高，是純牛奶蛋白含量的五倍。尤其是奇亞籽中的蛋白質是含有全套二十種氨基酸的完整優質蛋白（與莧菜籽相同），在植物類的蛋白載體中非常罕見。自古以來它被用作戰士和運動員增強免疫力的高能食物。」

有關奇亞籽（Chia Seed）的報道我也曾經分享過：「奇亞籽富含蛋白質、纖維和大量奧米加3脂肪酸，還有豐富維他命及鈣、磷、鎂、錳等礦物質，抗氧化性非常卓越，甚至超越新鮮的藍莓。研究發現，由於脂肪酸含量多，服用兩湯匙奇亞籽已可大大減少血糖升高的幅度。有多項報告皆顯示，經常食用奇亞籽可以減低血糖以及三酸甘油脂（血脂），令血液稀釋並且減低炎症。」

這也是一種新興的超級食物，按照個人的需要和個子的大小，一天吃一到兩湯匙，有減肥作用，不含小麥麩質（gluten），毋須烹煮便可直接食用，但不要乾吃，因會引起吞嚥困難，可放在加了蜂蜜的水或果汁中浸泡至少十分鐘後喝掉。有些資料認為，浸泡的時間長一些會更有利於身體吸收營養。

我們家把奇亞籽用水泡浸以後加入適量的蜂蜜和花粉，用水瓶裝好帶在身邊，隨時代替水喝，在兩餐中間又餓又累的時候有神奇充飢提神作用，這是我自己的經驗，奇亞籽中的豐富纖維與營養真的起作用。

肥膏、宿便永離我

我們需要脂肪，但希望吃進去的脂肪容易被身體利用和消耗，不希望脂肪留在身體中，為此我們找來了酥油和椰子油。

由於脂肪酸含量多，服用兩湯匙奇亞籽已可大大減少血糖升高的幅度。

我們需要碳水化合物，但希望吃進去的碳水化合物不會引起劇烈升糖反應，令到脂肪積累在身體中，於是我們找來了莧菜籽、藜麥、蕎麥和奇亞籽，這四種碳水化合物都含有完整胺基酸的植物蛋白質，這種蛋白質在體內不易轉化成脂肪，所以不易導致肥胖。

又由於這四種食物都含有異常豐富的纖維，對排便有莫大裨益。如果你已經很久沒有見過自製「香蕉」，這四種食物不會令你失望；如果再加上益生菌，你將會每天有驚喜！我知道有一位富豪，花錢買了一切用錢可以買得到的中西醫藥，都無法改變排便狀況，但後來用簡單的方法就製造了這個久違的老朋友。他用很常見的方法記錄了他的驚喜：用手機拍下「香蕉」！

健康無價，也無法用錢買到，能夠改善健康的惟有知識和堅持。希望減肥的，必須排除宿便，也保證每天有大便，這是起點。我在之前介紹過蕎麥麵的食法，由於純蕎麥麵不容易買，也已經請「食療主義」帶到了我們身邊。這樣，以上幾種主食就可以輪流替換吃，代替普通令人發胖的飯麵，達到無餓減肥的目的。很多人在餐後會昏昏欲睡，改吃這種主食之後會發現情況大大改善，腦筋思維十分清晰。

西方曾經研究第三世界的土著與城市人的排便狀況，發現土著每次排便

莧菜籽、藜麥、蕎麥和奇亞籽，都含有完整胺基酸的植物蛋白質，在體內不易轉化成脂肪，所以不易導致肥胖。

量很多，城市人則很少，相對土著的腸道病也很少，因此研究土著的食物結構。當你實行過以上食物結構之後，你請專家研究你就可以了！溫馨提醒：每一頓也要吃蔬菜，平時多菜少肉。

新興食物無餓減肥法

我提出的「新興食物無餓減肥法」是利用莧菜籽、藜麥、蕎麥、奇亞籽等新興超級食物，代替容易讓人發胖的澱粉類食物，和減少吃紅肉類，照顧了營養，也比較容易達到減肥效果，最重要的是容易實行，這是通過我自己做白老鼠之後的經驗分享。

當然，每個人對食物的反應都可能不一樣。為了達到「新興食物無餓減肥法」的效果，以下是一些要點。

一、每餐吃七成飽，目的是逐漸減少胃容量。每餐都吃到撐住個胃，胃口會變得愈來愈大，愈來愈吃不飽。請記住：人只需要不多的食物就可以維持良好的健康！

二、需要適當和有規律的運動。根據研究，最受推薦的運動是到户外散步和打乒乓球。

三、每一餐吃蔬菜和小量水果，主食以本文介紹的超級食物為主，以其他粗糧，譬如小米、十穀米、雜豆粥為輔，與超級食物輪流吃，或者混在一起煮食，但一定以超級食物為主。

四、酥油每天吃一到三茶匙，椰子油也每天吃一到三茶匙，根據個人的需要以及體積而增減，加入主食中。兩種油皆可以用來煮食。

五、強力推薦最少一餐在主食中，加入一隻用健康油炒熟的番茄。

六、經常吃魚、海參，每周至少兩次。

七、吃適量的肉類，以家禽為主。每天吃一至兩隻蛋。

八、少吃紅肉與甜食。

九、一定要喝足夠的水，不要等到口乾才喝。喝水能排毒、消腫，在缺水的狀態下身體會傳遞飢餓的錯誤信息，讓你想吃東西。

十、一定不可以無故到半夜仍不睡覺，盡量十一點之前上床。習慣晚睡不可能減到肥，身體需要睡眠以排毒，體重才有可能正常。習慣性不睡覺會導致毒素積累在肝臟與腎臟，更積累在大腦細胞之間，連思維和反應都會慢兩拍。失智不是上了年紀的人的專利，無法控制體重已經是小事。

十一、如果工作壓力大、工時長，可以在兩餐之間喝奇亞籽蜂蜜花粉水。方法與分量已經在之前講過：蜂蜜、花粉適量，奇亞籽可按照個人的需要和個子的大小，一天吃一到兩湯匙，毋須烹煮，但必須先泡水，又或者放在加了蜂蜜的水或果汁中浸泡至少十分鐘後喝，有些資料認為浸泡的時間長一些，會更有利於身體吸收營養。奇亞籽、蜂蜜、花粉水泡好後，用水瓶裝載帶在身邊，隨時代替水喝，在兩餐中間，又餓又累的時候有神奇充飢和提神作用。

十二、很多人在兩餐之間感到困倦、懨懨欲睡、無法保持清晰的頭腦和工作效率，這對「食腦一族」很不利。這裏提供一個絕招：在黑咖啡中加一茶匙酥油（Ghee），可以比較長時間工作也不累，還可以減肥，這多得酥油中的奧米茄6（CLA）有減少肥細胞、增加瘦細胞的功能，也促進肥細胞燃燒脂肪化成能量。還可以加入一到兩茶匙椰子油代替酥油。這兩種油都容易被身體使用和消耗，不容易儲藏在體內。但如果加糖或者同時吃糕點、甜品則無效。不過最好恢復精神的方法是小睡二十分鐘！

十三、最好也服食布緯食療做保健，充分吸收冷榨亞麻籽油和鮮芝士混合後提供的亞麻酸，在體內變成奧米加三脂肪酸保護細胞膜也強化細胞，使不健康的油無法囤積。布緯食療的做法已經講過無數次，如果有需要了解布緯食療與以上食材，請諮詢「食療主義」。（待續）

餐桌上最健康的食物組合

我提出的「新興食物無餓減肥法」是利用莧菜籽、藜麥、蕎麥、奇亞籽等新興超級食物，代替容易讓人發胖的澱粉類食物和紅肉類。

「新興食物無餓減肥法」的重點已講過，繼續講一些應該注意的細節。

問：進行『新興食物無餓減肥法』時，是否需要戒掉一切白色的澱粉類食物？

答：可以當趣味食品，不要習慣性地放在碗裏，如果你希望很快就看見減肥的效果，最好暫時避免。

問：可以吃甜品和糖嗎？

答：加在咖啡、奶茶中的白糖一定要避免，甜品少吃，積極減肥者最好不吃。可以吃蜂蜜。

問：三餐應該吃多少？

答：要注意控制一天中的總食物量，如果午飯吃得很飽，晚飯就少吃些。

問：莧菜籽是飯還是粥？

答：莧菜籽是粥，如果水放少了，會變成很硬、很黏的一塊東西，無法吃。我家一杯莧菜籽泡過夜以後（倒掉水），重新加大概一杯半的水，電飯煲按煮飯模式，這樣煮出來的莧菜籽很黏稠。如果加三杯水會比較稀，看個人口味。吃的時候我會加入一到兩茶匙酥油（Ghee），加入一個油炒過的番茄，加一點鹽。我會吃半碗，加兩個連殼水煮蛋，這樣已經很飽。這個組合已經有脂肪、澱粉和蛋白質，而且可能是放在餐桌上的最健康脂肪、澱粉和蛋白質的其中一種配搭。

問：莧菜籽一餐吃多少才飽？

答：莧菜籽含豐富蛋白質，比起普通的飯和麵，蛋白質類食物飽得比較慢。這可能是一個陷阱，以為吃莧菜籽不飽所以會吃多了，其實莧菜籽會在胃裏繼續脹大，過一會以後會更飽！我曾經在應該只吃半碗莧菜籽時又多吃了半碗，飯後不久便飽到脹！

空肚飲咖啡遏制飢餓？

「新興食物無餓減肥法」的食材不常見，也不知道應該怎麼吃，我用自己做白老鼠，了解這些食物的烹飪特點和味道口感，減肥效果的確是很好，最重要是體重不會反彈。

以下繼續分享一些經驗。

問：莧菜籽可以加小米一起煮嗎？

莧菜籽加酥油，再加一個油炒過的番茄和水煮蛋，這個組合已經有脂肪、澱粉和蛋白質。

答：可以，今天早上我們家就是吃莧菜籽加小米粥，一比一的分量，加兩杯水，口感比起純莧菜籽粥好。小米與莧菜籽一樣，也是種子類食物，應該先泡一個晚上去掉草酸，第二天倒掉水，重新加清水後再煮。

問：兩餐之間可以吃零食嗎？

答：每餐之間隔長一點，食物才有時間被身體完全消化和利用。兩餐之間如果覺得餓，首先要評估一下剛吃完的一頓飯，食物的配搭是否合理，吃的分量是否夠。對積極的減肥者而言，兩餐之間如果餓，可以喝一杯黑咖啡，加一茶匙酥油或者椰子油，也可以用可可或者茶代替咖啡。如果需要吃點心，要吃沒有白糖的食物。『食療主義』有一系列健康小食做參考。

問：咖啡有遏制飢餓感的功效，可以空肚喝，減少食物嗎？

答：不建議空肚喝咖啡。空肚喝咖啡會引起胃酸問題，不利腸胃健康，日復一日，腸胃會提前老化，早衰與重大健康問題於是徐徐展開。

不建議空肚喝咖啡，會引起胃酸問題，不利腸胃健康，日復一日，腸胃會提前老化，早衰與重大健康問題於是徐徐展開。

脫胎換骨飲食法

「新興食物無餓減肥法」脫胎於地中海飲食方法。

地中海飲食是目前世界上最受推薦的飲食方法，飲食結構強調多吃蔬菜、水果、魚、海鮮、豆類、堅果類食物，其次才是穀類。但香港人作為亞洲人，傳統以來都無法離開米、麵等穀物，以這類穀物為主的飲食弊病已經在前文詳細分享，包括飯後不久就血糖驟降，會導致昏昏欲睡、情緒波動、飢餓感增加、很快又餓。

「新興食物無餓減肥法」脫胎於地中海飲食方法，但用新興超級食物代替普通的澱粉米飯，用酥油與椰子油改善少吃肉後引致的飢餓感和營養問題，也就大大改善了飯後血糖驟升驟降所引起的問題。

地中海國家包括希臘、意大利、西班牙、葡萄牙等，當地人攝入膳食脂肪的總量與美國人不相上下，但心血管疾病的發病率卻比美國人低很多。地中海飲食大致為：多運動；每一餐都有水果蔬菜、全穀物與穀類食物，亦有橄欖油、豆類、堅果、香料；魚、海鮮經常吃或者每周至少一至兩次；禽類和蛋適量，或者每兩天或每周一次；酸奶（乳酪）適量或者每天一次到每周一次；紅肉、甜食少吃。

這種飲食方法因肉類較少，故有助減低柏金遜症、心血管疾病、癌症以及腦萎縮引起的老人失智的風險。我為大家推薦的酥油和椰子油，把減少甚至不吃肉類後可能出現的脂肪攝取不足風險解決了，為大家推薦的莧菜籽、藜麥、蕎麥、奇亞籽，則將減少甚至不吃肉類後可能出現的蛋白質不足風險解決了，也因為減少了肉和替換了屬於「搗蛋」類型的澱粉，就把體重問題控制了！

用新興超級食物代替普通的澱粉米飯，用酥油與椰子油改善少吃肉後引致的飢餓感和營養問題，也就大大改善了飯後血糖驟升驟降所引起的問題。

Part 9
改善睡眠窒息
飲食運動雙管齊下

我曾經睡眠窒息

一個千年無法解決的惱人問題：打呼嚕，就是鼻鼾，知道甚麼有效的解決秘方嗎？有，而且是我個人經驗的分享！

這個問題通常與飲食有關，飲食帶來肥胖症，肥胖症帶來打呼嚕，嚴重的時候，在睡覺中會連連窒息，到這個程度已經叫做睡眠窒息症。我的呼嚕曾經到了這個程度。

記得第一次從窒息中驚醒，半夜在床上突然坐起來無法呼吸，愈使勁吸氣愈無法吸氣，短短的一兩秒鐘腦袋轉了無數念頭：我在死亡邊緣？我甚麼地方出了毛病？通常引起猝死的是心臟病，可是我心臟從來沒有出過問題，現在也沒有痛的感覺，所以不是心臟病，要鎮定！無法吸氣，試試呼氣……果然成功的呼出氣，當下呼吸也恢復正常。所以我對睡眠窒息症非常了解。

打呼嚕，就是鼻鼾，這個問題通常與飲食有關。飲食帶來肥胖症，肥胖症帶來打呼嚕，嚴重的時候，在睡覺中會連連窒息，到這個程度已經叫做睡眠窒息症。

半夜窒息與飲酒有關！

半夜因為窒息而驚醒是非常可怕的經驗，發生在二十多三十年前的事，到現在仍記憶猶新。

大部分的睡眠窒息症與飲食有直接關係，那時候我飲食習慣一塌糊塗，還要自命「百分百酒瓶浪子」，甚麼酒都愛喝，認為喝醉酒是人生第一豪邁、第一瀟灑的事，這個心理也來自一個似是而非的「文化背景」。

第一，我父母也喝酒；第二，從小家中堆滿各種名著，那個時代電視並不普及，我們家也不常聽收音機，偶然從鄰居傳來的電台廣播聲是唯一的電子干擾，何詠琴姐姐、李我……都曾經是從窗口飄進來的時光幻音。我兄姐每天晚上必定收聽一個非常恐怖的空中小說，我縮在梳化一角，勉強撐起眼皮，雙手放在耳朵邊先做好緊急措施。單是這個鬼故事的名字已經恐怖到極點，叫「天雷劈棺生鬼仔」，還要加上打雷閃電下雨鬼叫的效果，嘩！現在回想起來，還會恐怖到桀桀怪笑……

因為電子時代還沒有來臨，家中的藏書就成了孩子們的恩物，《三國演義》的劉關張、《水滸傳》的各路英雄，還有梁羽生武俠小說中的白馬書生張丹楓，哪一個不是酒仙酒聖酒痴？因為這樣的「文化背景」，我可能還不懂泡妞就懂泡酒，唸小學已經背著父母偷偷喝酒……

現在鏡頭回到二十年前那個因為窒息而驚醒的晚上，睡覺前我照往常一樣喝酒。這麼多年來，酒精令我的喉嚨肌肉逐漸鬆弛，這個晚上終於決堤，我的舌根後墜以致阻塞呼吸道，在驚醒前我已經停止呼吸九十秒了，再醉臥三十秒不醒，可能也變成了時光幻影。

大部分的睡眠窒息症與飲食有直接關係。

如何定義睡眠窒息症？

按照醫生的意見，我應該先做一個睡眠質量測試，把自己連接到一部儀器上，以了解睡眠中有多少次呼吸暫停、每次暫停多少時間、睡眠時血中的含氧量和心率變化等。

可以在醫院做，也可以租用被授權的商業單位，去家中或者酒店房間安裝一個過夜的儀器。我是在酒店房間中做的，睡覺前還按習慣喝酒（我其實沒有到酗酒程度，但是在整個尋醫問藥的過程中，竟沒有人告訴我飲食和喝酒是造成睡眠窒息症的主要原因）。

測試的結果驚人，我一個晚上停止呼吸約二十次，最長一次達九十秒！後來我從自修中得知，夜間呼吸暫停超過一百二十秒的容易在凌晨發生猝死，我再過三十秒不醒來大概已經拜拜了。

一九九四年四月，在北京召開的國際鼾症研討會上，確認「睡眠呼吸暫停綜合症」是病症（又名睡眠窒息症），與二十七種疾病有關。界定方法：

每停頓十秒以上為一次呼吸暫停。睡眠一小時，有五次以上大於十秒的停頓；或睡眠7小時中，多於十秒的停頓有三十次左右，即為睡眠呼吸暫停綜合症。身體各重要部位因而長期缺血缺氧，如果腦細胞組織持續缺氧四至六分鐘，就會引起腦細胞的不可逆性死亡，53%的患者腦血管意外發生在夜間睡眠時。長期服用薄血丸的患者，也會因為長期缺血缺氧而出現腦血管意外，這發生在我自己家兄的身上！不過這是後話。

在夜間打呼嚕令死亡率急劇增加，因丈夫打鼾而有72.5%的妻子每晚睡眠少一至二小時，或有30.6%從鼾聲中驚醒。9.7%的婦女因丈夫的鼾聲而導致神經衰弱，因為打呼嚕造成婚姻破裂的無從考證。睡眠窒息症從來都缺乏有效的治療方法，以精準性治療為基礎的主流醫藥，並不把改善生活方式作為必要的治療手段。（待續）

長期服用薄血丸的患者，也會因為長期缺血缺氧而出現腦血管意外。

我逃過了一刀

睡眠窒息症（又稱「睡眠呼吸暫停綜合症」）的患者先不要忙著去做手術，採用以下方法或可以幫你從噩夢邊緣逐漸走出來。

一、減肥節食。大多數睡眠窒息症患者都是過重，肥胖使肌肉鬆弛，導致吊鐘以及咽部軟組織堵塞氣道。減肥節食是最先決的康復條件。事實上，無論你再富有，世間並沒有任何已知的手術可以幫你恢復正常。負責任的醫生會告訴你：做甚麼手術都是無法治本。通常手術會先切下吊鐘，切除咽部的軟組織，然後再把吊鐘縫回去，但過了一段日子，咽部的軟組織還是會逐漸下垂，睡眠窒息症還是會回來。

還有一種自稱為美國專利技術的「低溫微創治療」，原理仍然是使咽部的組織消融，令體積縮小，但還是無法改變患者未來咽部軟組織重新下垂，堵塞呼吸道的可能。

還有一個手術叫「割除鼻中隔」，說是把鼻子中的一塊骨頭割掉就能排除睡眠窒息的病因，但為甚麼割除鼻中隔就可以改善咽部軟組織下垂？醫生為甚麼沒有說明？那時候我還沒有認真做健康知識的工夫，所以這兩種手術方式我都考慮過，連手術的日子都定好了，不過都鬼使神差沒有去。

最後一次已經下定決心去醫院繳費，連住院換洗的衣服都已經打包好，到醫院後耳鼻喉科的主任約我見面，正式警告我：這些手術都是治標不治本的，叫我三思。因為這位主任我逃過了一刀，這件事發生在八、九年前，我至今仍然感謝這位好人。但也有不幸的人，有一個睡眠窒息症的患者被醫生切除了吊鐘，從此一喝水，水就從鼻子中倒灌出來。患者是我家人的朋友，地點在新加坡。（筆者溫馨提示：每個人的情況並不一樣，有病應該看醫生。）

大多數睡眠窒息症患者都是過重，肥胖使肌肉鬆弛，導致吊鐘以及咽部軟組織堵塞氣道。

健康只能內求

脖子以上的病都不容易治。

脖子以上的身體既是種種神經的起點又是交匯點，打鼾和睡眠窒息症都可能牽涉到其他部位的神經，同樣耳鳴也牽涉到其他部位的神經，再加上營養平衡和內分泌問題，所以也不容易醫治。

如果單純瞄準耳鼻喉便希望治好這些病，可能機會甚微。在我為睡眠窒息症尋醫問藥的過程中，放在我面前的選擇除了動手術，還有在睡覺的時候戴上幫助呼吸的面罩，叫做「家庭式呼吸機」，或者訂造一個牙套在睡覺前塞在嘴裏，叫做「阻鼾器」，保持呼吸道通暢。我曾經訂造牙套，但因為影響睡眠只戴了一個晚上；我也拒絕戴面罩，不願意餘生在床上與機器為伴。這兩種方法都是權宜之計，沒有治療效果，連治標都說不上。我身邊有不少與我同病相憐的朋友，講起這些無奈的選擇，大家只有更無奈，朋友嘆氣道：「平時老婆已經看我不順眼，晚上再戴面罩呼吸機，扮成一隻『異形』

睡在老婆旁邊，離婚都有之！」

這些都是沒有辦法的辦法，中醫中藥也無法幫我改善睡眠窒息症。有好幾年時間我找不到治療方向，直到終於明白到健康只能從改變飲食和生活習慣開始，健康只能內求，無法外求。昨天講到最有效的藥，第一是減肥節食，今天繼續。

二、睡前四小時避免喝酒，濃茶、咖啡，這些食物都會使打鼾更嚴重。一些會放鬆神經的西藥、治療頭痛、焦慮、高血壓的藥、鎮靜劑、安眠藥以及抗過敏藥物，都會使頭頸附近組織鬆弛，導致咽喉部軟組織容易堵塞氣管。連辛辣刺激性食物都會引發上呼吸道黏膜慢性腫脹，加重呼吸道阻塞徵狀。

三、戒煙。吸煙對鼻腔黏膜的刺激，使已經堵塞的鼻腔和呼吸道更加惡化。

四、每天散步做運動。

五、仰天平臥的睡姿容易引起吊鐘下垂，阻礙呼吸，保持側睡有幫助，但對重症者可能無效。

六、墊高上半身，只墊高枕頭無效。

七、鼻敏感與感冒鼻塞會加重徵狀。有一種噴鼻的蜂膠對減輕這兩種症

睡前四小時避免喝酒，濃茶、咖啡，這些食物都會使打鼾更嚴重。

狀比較有效，可以諮詢「食療主義」。
做到以上七點，睡眠窒息症已可以大大改善。

蜂蜜改善睡眠窒息症

這裏提醒大家，除了肥胖、嗜酒和煙民以外，六十歲以上的人也容易得睡眠窒息症。其他身體已經有病，譬如心臟病人，也容易得這個徵狀。

比較這些積極有效的方法，市面還有一些聲稱可以改善睡眠窒息症的工具，包括擴張鼻腔通道的「鼻擴張器」；還有手錶形狀的「針紮叫醒器」，通過生物電波發現你在打呼嚕便用電針把你電醒……形形色色，都屬於又被動又笨的沒有辦法中的辦法。

上文提及的七點是生活上的必須調整，以下是食療，適合改善和預防。

一、蜂蜜：蜂蜜是天然強力的抗發炎食療，有助減輕喉嚨組織腫大，不致堵塞氣管。喉嚨乾引起打呼嚕是睡眠窒息症其中一個最常見的情況，蜜糖天然的潤喉功能可以改善情況。蜜糖也幫助睡眠和放鬆神經。

方法：每晚臨睡以前喝一小杯暖蜜糖水，加一湯匙蜜糖。

不要怕睡覺前喝蜂蜜水會刺激半夜多尿，睡眠窒息症本身是其中一個引起頻繁夜尿的原因，甚至睡眠遺尿。

還有一個很特別的蜂蜜藥用方法：臨睡前慢慢喝一杯加了一茶匙蜜糖和一茶匙黑胡椒粉的溫水。

由於減肥是改善打鼾和睡眠窒息症的最重要手段，這裏也有一個蜂蜜減肥的方法：每天早上空腹喝一大杯溫水，加一湯匙蜜糖和半個新鮮檸檬汁。

為甚麼甜的蜂蜜不會增加體重，反而有減肥作用？原來蜂蜜熱量比白糖低，還含有可以燃燒脂肪的物質，既是強力天然抗生素，也能夠排除體內的廢物，避免脂肪積聚在體內。

二、洋甘菊（Chamomile）：對改善睡眠窒息症有效。洋甘菊有安神作用，也含有抗炎功效，可以紓緩阻礙呼吸道的障礙物，減輕打鼾。

飲用方法：睡前一小時，喝一杯洋甘菊茶，用兩茶匙乾洋甘菊（或者兩包洋甘菊茶），加入一杯熱水，蓋上燜焗五到十分鐘，去茶渣，加一茶匙蜂蜜、一小撮肉桂粉。

洋甘菊精油也有很好的擴大氣管作用，以一份洋甘菊精油、兩份橄欖油的比例調一個按摩油，一日中按摩頸部多次。

洋甘菊與中國的白菊花不是同一個品種，市面很容易買到已經造成茶包的洋甘菊茶，應該是一個茶包含一茶匙乾的洋甘菊，如果有懷疑可以打開茶包，把洋甘菊倒在茶匙中看一下。

喉嚨乾引起打呼嚕是睡眠窒息症其中一個最常見的情況，蜜糖天然的潤喉功能可以改善情況。

洋甘菊蜜是感冒季節聖茶

食療的作用能提升身體的整體健康，所以除了睡眠窒息症也適合其他症狀。

前文介紹的蜂蜜和洋甘菊是抗感冒、抗發炎的聖品，現在正是感冒季節，這個食療老少皆宜，提醒大家特別是家長們，把這個味道很好的飲品帶到生活中。

方法：一杯熱水加入一個洋甘菊茶包（或者一茶匙乾洋甘菊），蓋上焗五分鐘，去茶渣，加一茶匙蜂蜜。一天喝五包（或者茶匙）；小孩兩到三包（茶匙），每一包配一茶匙蜂蜜；一歲以下幼童不要加蜂蜜。蜂蜜是自然界最強的消炎抗生素；在歐洲，洋甘菊則自古已經被視為「神花」，對身體有種種好處，最好的產地是英國與德國，夜間飲用洋甘菊，可以讓睡眠品質更好。洋甘菊也可以改善幼兒夜驚症，讓寶寶喝一點溫熱的洋甘菊茶，不要加蜂蜜。

二零零五年一月號的《農業與食品化學期刊》（*Journal of Agricultural and Food Chemistry*）報道：有十四名健康男女參加英國皇家醫學院臨床試驗，發現每天飲用約五杯洋甘菊茶，有效提高抗感冒病毒的免疫力！在尿液檢測上發現，洋甘菊降低了會引起發炎的馬尿酸鹽（*Hippurate*），顯示洋甘菊對於疼痛及輕微的發炎有緩解作用，馬尿酸鹽破壞腸道中益生菌生存環境，洋甘菊可以打倒馬尿酸鹽。連續飲用十四天洋甘菊茶，即使不再續飲，洋甘菊的保健功效還能夠持續達兩周。

不過，過高劑量的洋甘菊可能影響人體對鐵質的吸收，因此每天不應該飲多過五杯洋甘菊茶。洋甘菊也可紓緩月經痛，是西方傳統的草藥。

把蜂膠帶到生活中

前文介紹了蜂蜜和洋甘菊有改善睡眠窒息症的功效，以下繼續。

三、蜂膠：睡眠窒息症和鼻敏感總是有關聯，蜂膠有消炎、去敏和去腫的功效。蜜蜂產品對免疫系統有種種好處，不論中外都有各種各樣的臨床實驗報告。針對鼻敏感和睡眠窒息症，蜂膠「根本治療過敏性鼻炎、長年鼻塞、鼻水、打噴嚏、過敏性氣喘、咳嗽炎、習慣性咳嗽，能穩定肥大細胞，遏制過敏媒介原的釋放。長期服用完全沒有副作用，也不會產生效果遞減性。」

夜間飲用洋甘菊，可以讓睡眠品質更好；洋甘菊也可以改善幼兒夜驚症。

由於蜂膠有改善和提升免疫系統的功效，所以除了改善鼻敏感，還可以改善容易喉嚨癢和長年乾咳的情況。我曾經介紹過四種不同的意大利蜂膠產品，有丸子，有專門噴喉嚨與口腔用的、專門噴鼻腔用的，還有「蜂膠負離子擴散器」，可以放在臥室中潔淨空氣，也增加空氣負離子的釋出，這是這家意大利蜜蜂產品的專利獨門武器，我以前已經詳細介紹過。

蜂膠使用方法：每天早午和臨睡前噴喉嚨，噴鼻腔（請注意，噴喉和噴鼻是兩種不同的產品），可以改善堵塞喉嚨的肌肉組織。也按照瓶子上的指示服用蜂膠丸子。

蜂膠對抗感冒的資料：「蜂膠有效預防經常性感冒徵狀，包括咳嗽、支氣管炎、鼻塞、流鼻水、喉嚨痛、頭痛、發燒。能強化細胞膜，防止細菌入侵，增強抵抗力。」除了昨天介紹過的抗感冒洋甘菊蜂蜜茶，加上蜂膠，在這個感冒季節猶如為自己和孩子增加了一個犀利武器。

長期服用蜂膠完全沒有副作用，也不會產生效果遞減性。」

教你這樣吃蒜頭

改善睡眠窒息症的食療還有蒜頭

四、蒜頭：改善打鼻鼾和睡眠窒息症的其中一個關鍵，是盡量減輕氣管發炎，這樣喉部肌肉組織例如扁桃腺和腫大的吊鐘，就不會堵塞氣管影響呼吸，引起打鼾和睡眠窒息症。蒜頭有消炎的功能，有幫助吊鐘縮小的功效。但蒜頭不容易吃，臭可以忍受，令人無法忍受的是太辣，如果按照一般的食療方法，會對腸胃造成太大的刺激。

一般是這樣服用蒜頭的：空肚以溫水送服兩到三粒蒜瓣剁成的蒜茸，每天吃。對大部分人來說，這是個不可能實現的任務，我如果這樣服用一定會胃痛。我曾經介紹過一種歐洲製造的蒜頭水，歐洲人用古老的秘方消除了辣和大部分的臭，沒有用一點化學成分，但保留了蒜頭的好處。早上和臨睡前空腹喝一到兩瓶蓋，加上一點溫水，這樣就可以把蒜頭帶到我們的日常生活中。

蒜頭除了消炎還有強大的殺菌作用，在這個濫用抗生素的年代，人體中各種打不死的超級細菌愈來愈多，用蒜頭水加上蜂膠，便有可能完成化學抗生素無法完成的任務。

這幾天講改善打鼾和睡眠窒息症的方法，都與呼吸系統與免疫系統的健康有關，也就很自然地講到抗感冒，蒜頭的提升免疫力、抗細菌感染、抗真菌、抗感冒功效在中外都是不爭的事實，蒜頭水的出現，使本來無法克服的辣，也被這一個歐洲古老秘方解決了，變成大人和兒童都可以服食的日用食療。想更了解食療與健康，有需要可以諮詢「食療主義」。

歐洲人用古老的秘方製造的蒜頭水，消除了辣和大部分的臭，沒有用一點化學成分，但保留了蒜頭的好處。

腸道有病 長夜無眠

睡眠窒息症患者除了食療，也建議服用一些營養補充品。

*Dr. Stasha Gominak*是美國一所醫院的神經科醫生（*Neurologist in Tyler, Texas, Mother Frances Hospital - Jacksonville*），有超過二十年行醫經驗，是一位睡眠學專家。

她的睡眠窒息症病人中，大部分缺乏維他命*D*。這位專家醫生發現，缺少維他命*D*會影響腸道中益生菌的生存，益生菌的菌種與數量不足的結果，是會影響身體製造維他命*B*，身體靠睡眠恢復健康，維他命*B*在這個每天都發生的新陳代謝中扮演重要角色。*Stasha Gominak*醫生說：「為了讓睡眠重新正常起來以改善健康，首要條件便是腸道中的益生菌必須先健康起來。」

我曾經不止一次引用不同專家去説明同一個事實——大部分的病都與腸道中的益生菌有關，當中包括柏金遜症！這是最近的醫學發現，但這是後話，往後再作分享。有關益生菌的特點和生存條件的詳細報道已收錄在我的書中，我曾不止一次報道過，大部分市面的益生菌營養補充劑，都可能無法在進入人體消化系統後承受胃酸的銷蝕，待進入腸道時已所剩無幾，所以我和團隊才會千辛萬苦從德國找來一種只溶解在腸道中、享有世界專利的益生菌。

根據*Stasha Gominak*醫生分析，維他命*D*和維他命*B*應同時服用。但每個人的體質不一樣，應該服用的分量也不一樣，多不是好，適量才是對。

根據《美國呼吸道與危重護理學雜誌》（*American Journal of Respiratory and Critical Care Medicine*），睡眠窒息症、打鼻鼾、各種睡眠綜合症會引起種種健康危險，維他命C可以減輕這些危險。

為了讓睡眠重新正常起來以改善健康，首要條件便是腸道中的益生菌必須先健康起來。

乏鎂導致失眠與焦慮

如果想改善睡眠，有可能需要補充鎂元素。

鎂是身體中一種重要的微量礦物質，大部分的徵狀都與身體中的鎂含量有關。鎂可以調整喉嚨上部肌肉組織，從而改善睡眠窒息症與打鼻鼾，也可以改善失眠。

鎂為甚麼會從身體流失？心理壓力、咖啡因、糖、酒精、香煙、各式藥物與毒品、大量流汗、甲狀腺功能低落、糖尿病、慢性疼痛、利尿劑，還有高碳水化合物、高鹽或高鈣的飲食……以上因素都會影響身體中的鎂含量。

高鹽飲食是嗜鹹，高鈣是太多奶、豆類食品與堅果，高碳水化合物是太多澱粉類食物，譬如米、麵、麵包、糕點之類，以這種飲食結構為每天飲食的人要注意了。我們大部分人的飲食都無法離開澱粉碳水化合物，但吃澱粉的時間和種類有必要調整，這也牽涉到無法減下去的體重，不過這又屬於另外一個系列的專題文章了（可參考本書第194-209頁）。

心肌疾病、心律不齊、莫名焦慮、擔心、緊張、煩躁等等問題，也和缺乏鎂有關係。如果壓力和不平衡的飲食會加速鎂的流失，似乎現代人都有一點臨界。市面上也不乏鎂的營養補充劑，服用水溶性的鎂粉會比較好，鎂並不會累積在體內，過多就被排出。還是那句話，一切好東西都不可以多，只可以適合，譬如很多人把「補鈣」放在嘴上，其實鈣需要鎂才能為人體良好吸收運用，但當體內有太多鈣卻會導致鎂的不足。

鎂可以調整喉嚨上部肌肉組織，從而改善睡眠窒息症與打鼻鼾，也可以改善失眠。

血清素影響你至大

最後要介紹一個對人體大腦、腸道和整體健康都非常重要的生物元素（請注意，大腦和腸道的直接聯繫再一次被證實）：血清素（Serotonin，又稱5－羥色胺，簡稱為5－HTP）。

血清素影響晚間的睡眠質量和白天時的心境，還有性行為！這樣已經簡單概括了這種物質與人類的密切關係。

有動物實驗顯示，當提高血清素在動物體內的含量時，動物的互相攻擊行為明顯減少，反過來則增加。血清素對大腦如此重要，但血清素在大腦中的含量僅為總量的2％，有九成的血清素存在腸道的黏膜和肌間神經叢，參與腸蠕動的調節！

我曾經報道過，當我們感到心情好的時候，其實是腸道幫助大腦生產了開心荷爾蒙，現在我們明白了背後的原因：血清素水平高的時候心境就好，而90％的血清素是在腸道中！造成血清素減少的原因有很多，包括壓力、缺乏睡眠、營養不良（譬如錯誤的減肥節食方法、不良飲食、糖尿病）和缺乏運動等。

在降低到需要數量以下時，就會出現注意力集中困難等問題，學習能力、邏輯思考、計劃和組織能力降低，同時感到無法消失的壓力、不想面對工作和面對生活的厭倦感、日益嚴重的抑鬱、缺乏性慾……還有易怒、焦慮、疲勞、慢性疼痛和焦躁不安等等。

如果你發現自己愈來愈沒有耐性、脾氣愈來愈差、這裏痛那裏痛、焦躁不安、說話好像與人吵架等等，可能已經缺乏血清素，最終引起強迫症、慢性疲勞綜合症、關節炎、纖維肌痛和輕躁狂抑鬱症等疾病，出現不必要的侵略行為和情緒波動、行為衝動、酗酒，甚至自殺、攻擊及暴力行為。

有一些胺基酸補充品可幫助提升體內血清素，亦應該補充維他命B。如果需要更多健康資訊的人可諮詢「食療主義」。

如果你發現自己愈來愈沒有耐性、脾氣愈來愈差、這裏痛那裏痛、焦躁不安、說話好像與人吵架等等，可能已經缺乏血清素。

薰衣草治打鼾

在西方，薰衣草也是改善打鼾和睡眠窒息症的有效草本植物之一。

用法：臨睡前，在一碗熱水中加入幾滴薰衣草精油，用布蒙上頭呼吸蒸氣。前文介紹過洋甘菊茶改善睡眠窒息症的方法，可以與薰衣草茶交替飲用。方法：薰衣草茶加蜂蜜，每天兩到三次。

有些人推薦睡前泡浴的方法，我自己試過覺得效果不錯，可以放鬆神經幫助睡眠。我曾經介紹過一種有效的德國礦物泡浴粉叫 Rayosole，已經在德國應用了很多年。這種泡浴粉含高能量化石岩鹽，成分與組成身體的基本元素相近，能有效幫助身體透過皮膚排酸，其中含有豐富的鎂，前文我已曾報道過鎂能鬆弛神經，對改善睡眠與睡眠窒息症有重要作用。

這礦物泡浴粉也可有效改善皮膚病，以及改善大腿或手臂上的橘皮組織。泡浴粉的綠色火山礦物黏土含豐富的鎂、鈣、鉀、鈉和多元微量元素，特別是促進長壽的硒元素。人體內外的所有組織，包括體液和細胞都需要硒，通過泡浴或者泡腳補充硒，可以排出細胞中的毒素，同時能補充細胞的需要，比吃任何補品都安全有效。

但要注意，有心臟病的人只適合泡腳。泡浴的水溫以攝氏三十八至三十九度最適合，加入三滿湯匙粉；泡腳則加一滿湯匙。鹼性泡浴令皮膚自然油潤，即使在冬天，泡浴後毋須使用潤膚劑便可以令皮膚自然油潤，但如果需要可以用椰子油，或者塗上「食療主義」為皮膚健康特製的「膚安霜」。泡浴最好在睡前半到一小時前，每次短至十五分鐘，長至一小時都可以，每星期兩到三次會令人感到很舒服。

人體內外的所有組織，包括體液和細胞都需要硒。

小動作改善睡眠窒息症

睡眠窒息症是長期缺少運動、每天亂吃亂喝所造成，反過來每天都做乖寶寶，身體自然一天比一天好。

以下介紹幾個有效收緊喉嚨肌肉組織的小動作，大家多多練習。

一、深吸一口氣，閉上嘴，發出「唔」的長音，連續三十秒，每一秒上下顎叩齒一次。

二、這個動作好像狗狗打呵欠：張大嘴，盡量伸長舌頭，目的是提升吊鐘，運動到吊鐘以及喉嚨後部，使已經鬆弛的吊鐘肌肉與喉嚨後部肌肉重新收緊。吊鐘與喉嚨肌肉與全身其他部分的肌肉一樣，有運動就會收緊。初學者看著鏡子做。每五秒停一停，重複五至十次。

三、縮小腹部同時「hit hit」怪笑，注意怪笑的時候吊鐘提升，腹肌收緊是為了鍛練腹肌，幫助晚間肺部呼吸。重複做三十秒。

四、這一個動作是「舔天花板」：向天伸長脖子，張大嘴，伸長舌頭，堅持五秒。重複五到十次。注意做這個動作時被運動到的喉部肌肉。

五、這一個動作稍微複雜一些，但盡量做，可以運動到喉嚨各部分肌肉：先低下頭，伸長舌頭，保持這個姿勢，抬頭向天花板伸長脖子，舌頭保持伸長，合上嘴，做咽口水的動作。咽口水的時候，舌頭會自然縮後一些，但舌頭仍然保持伸出嘴外的姿勢。重複五到十次。

這一連串動作每一天做三次，連續做兩到四星期會看到徵狀開始減輕，四到六個星期以後明顯有改善。

改善睡眠窒息症的練習還有吹氣球：鼻子吸氣，嘴出氣，愈長氣愈好，一天五次，每次兩分鐘。每天散步最少一小時也有幫助。俯臥撐有強壯上身肌肉、收緊腹部、收緊喉部肌肉的作用，哪怕開始的時候只能做一下，每天做，還是有改善的作用。

每一天做三次收緊喉嚨肌肉組織的練習，連續做兩到四星期會看到徵狀開始減輕，四到六個星期以後明顯有改善。

本書功能依個人體質、病史、年齡、用量、季節、性別而有所不同，若您有不適，仍應遵照專業醫師個別之建議與診斷為宜。

嚴浩秘方 打死不痴呆

編著
嚴浩

編輯
王盈盈

美術統籌
羅美齡

美術設計
張渝婷

排版
劉葉青

出版者
萬里機構・得利書局
香港鰂魚涌英皇道1065號東達中心1305室
電話：2564 7511
傳真：2565 5539
電郵：info@wanlibk.com
網址：http://www.wanlibk.com
http://www.facebook.com/wanlibk

發行者
香港聯合書刊物流有限公司
香港新界大埔汀麗路 36 號
中華商務印刷大廈 3 字樓
電話：2150 2100
傳真：2407 3062
電郵：info@suplogistics.com.hk

承印者
美雅印刷製本有限公司

出版日期
二零一七年七月第一次印刷
二零一九年七月第二次印刷

ISBN 978-962-14-6501-6